DE

L'AMPUTATION ANAPLASTIQUE DU COL

(OPÉRATION DE SCHRŒDER)

DANS LA MÉTRITE CERVICALE REBELLE

PAR

J.-F. CHANTELOUBE

Docteur en médecine de la Faculté de Paris.

PARIS

G. STEINHEIL, ÉDITEUR

2, RUE CASIMIR-DELAVIGNE, 2

1888

DE

L'AMPUTATION ANAPLASTIQUE DU COL

(OPÉRATION DE SCHRŒDER)

DANS LA MÉTRITE CERVICALE REBELLE

IMPRIMERIE LEMALE ET Cⁱᵉ, HAVRE

DE

L'AMPUTATION ANAPLASTIQUE DU COL

(OPÉRATION DE SCHRŒDER)

DANS LA MÉTRITE CERVICALE REBELLE

PAR

J.-F. CHANTELOUBE

Docteur en médecine de la Faculté de Paris.

PARIS

G. STEINHEIL, ÉDITEUR

2, RUE CASIMIR-DELAVIGNE, 2

1888

DE

L'AMPUTATION ANAPLASTIQUE DU COL

(OPÉRATION DE SCHRŒDER)

DANS LA MÉTRITE CERVICALE REBELLE

AVANT-PROPOS

Depuis l'application du spéculum au traitement des maladies utérines, il n'est peut-être pas d'affection qui ait donné naissance à un plus grand nombre de médications que la métrite du col. La multiplicité de ces moyens thérapeutiques est déjà une première preuve de leur insuffisance dans bien des cas ; si l'on avait voulu en rechercher une deuxième, plus concluante, il eût suffi de suivre, il y a quelques années, les séances de spéculum des services des hôpitaux : on aurait vu alors quelques femmes, toujours les mêmes, venir se présenter à la consultation durant des mois avec une assiduité désespérante — surtout pour elles, mais aussi pour le médecin.

Aujourd'hui les chirurgiens, grâce au perfectionnement de l'instrumentation, grâce surtout aux progrès de
l'antisepsie, osent davantage, et, voyant qu'ils n'ont
chez certaines malades qu'un bénéfice léger à retirer
d'un traitement général ou de moyens anodins, ils
n'hésitent pas à supprimer le mal par destruction ou
excision de la lésion.

L'opération, que préconise le gynécologiste allemand
C. Schrœder et qui porte son nom, est précisément l'un
de ces procédés d'excision de la lésion. Cette opération,
peu pratiquée en France, mais bien connue à l'étranger,
fera l'objet de notre thèse inaugurale.

Nous laisserons complètement de côté le traitement
général de la métrite. Ce n'est pas que nous le jugions
inutile; nous estimons au contraire que, s'il ne peut
suffire par lui-même, il est du moins d'un grand secours
et comme le complément nécessaire de tout traitement
local; mais nous avons voulu limiter notre tâche et nous
borner à parler de la médication locale et de l'un de ses
procédés en particulier.

Nous devons le sujet de ce travail et les principaux
matériaux pour le mener à bonne fin, à notre excellent
maître, M. le Dr Richelot. C'est pour nous un devoir bien
agréable à remplir que celui de le remercier des bons
conseils qu'il n'a cessé de nous donner durant notre
année d'externat dans son service. Que ce maître bien-
veillant reçoive ici l'assurance de notre respectueuse et
profonde gratitude.

Que nos autres maîtres des hôpitaux de Bordeaux et
de Paris, qui ont fait notre éducation médicale, M. le

Prof. Demons, M. le Prof. Pitres, M. le D' Joffroy, M. le
D' Reclus, daignent accepter l'expression de notre recon-
naissance.

Nous n'oublierons pas de remercier ceux qui nous ont
aidé dans l'accomplissement de notre travail : nos amis
Lafourcade et Marquézy, internes des hôpitaux, qui nous
ont fourni de nombreuses observations ; notre ami
Daude-Lagrave qui a fait pour nous des recherches dans
la littérature étrangère, et notre vieux camarade Brin
qui a mis à notre service son talent de dessinateur.

Nous remercions enfin très vivement M. le Prof. Duplay dugran d honneur qu'il a bien voulu nous faire en
acceptant la présidence de notre thèse.

Voici comment nous diviserons notre sujet : Après
quelques considérations générales sur l'opération de
Schrœder (Chapitre I"), nous passerons brièvement en
revue les symptômes de la métrite du col (Chapitre II)
afin de pouvoir établir les indications et contre-indications de l'opération (Chapitre III) : puis nous décrirons
l'opération (Chapitre IV) en insistant sur quelque difficultés qu'elle peut présenter (Chapitre V) ; enfin nous
exposerons ses résultats (Chapitre VI) et les compare-
rons à ceux qui sont fournis par quelques autres méthodes
(Chapitre VII).

CHAPITRE PREMIER

Considérations générales sur l'opération de Schrœder.

Évider, amputer en quelque sorte chacune des deux lèvres du col selon une ligne de direction générale oblique, allant de la surface vaginale du museau de tanche à la muqueuse cervicale et comprenant dans la masse enlevée toute la muqueuse altérée ; replier le lambeau sur lui-même pour reformer un canal cervical avec la muqueuse vaginale ; tels nous paraissent être, très brièvement résumés, les temps essentiels qui composent l'opération préconisée par le Prof. Schrœder contre l'endométrite cervicale rebelle. Aussi le gynécologue allemand se sert-il, à notre avis, d'une dénomination incomplète et insuffisante, lorsqu'il décrit son procédé sous le nom « d'excision de la muqueuse ». Les auteurs qui ajoutent que l'excision de la muqueuse altérée est suivie de la substitution à cette muqueuse d'une muqueuse saine, sont à la vérité plus explicites, mais ne sont pas cependant tout à fait complets.

Notre excellent maître, M. Richelot a l'habitude de désigner cette opération sous le nom d'*amputation anaplastique du col* et nous croyons que c'est là la meilleure dénomination.

Le mot « excision » qui, d'après Littré, signifie « action d'enlever avec l'instrument tranchant une partie peu volumineuse » pourrait à la rigueur être employé ; mais alors on devrait dire « excision conoïde des lèvres du col », et non pas seulement « excision de la muqueuse ». D'ailleurs, le mot « excision » ne paraît pas avoir en France une signification aussi large qu'à l'étranger : ne voit-on pas, notamment dans l'Index Medicus, les mémoires ayant trait à l'hystérectomie (total extirpation), classés sous la rubrique : Excision. Aussi, dans le cas qui nous occupe, donnons-nous la préférence au mot « amputation » comme plus explicite et plus usuel.

Le qualificatif « anaplastique » est tout aussi justifié : sans entrer dans de plus longs détails, qu'on trouvera plus loin d'ailleurs, nous nous contenterons de dire que, l'évidement fait, le chirurgien ne considère pas sa tâche comme terminée. Il se propose de refaire un nouveau col avec les restes de l'ancien ; ce col sera, il est vrai, plus effacé que ne l'est le col normal, moins régulier peut-être, mais il n'en possédera pas moins deux lèvres arrondies et un canal cervical tapissé pas une surface épithéliale ; enfin, avantage immense et qui met à l'abri de tous les troubles consécutifs causés par le tissu cicatriciel, l'intervention chirurgicale ne laissera pas dans le vagin de plaie bourgeonnante.

Dans le cours de notre modeste travail, nous emploierons donc indifféremment pour désigner l'opération qui en fait le principal objet, les expressions d'opération de Schrœder et d'amputation anaplastique du col. La première a l'inconvénient de ne pas apprendre grand'chose, mais elle consacre le nom de l'inventeur ; en outre elle est d'un usage courant dans la littérature médicale étrangère.

Nous ne nous dissimulons pas que ce mot d'amputation, éveillant tout de suite l'idée d'une intervention grave, pourra effrayer bien des malades et même quelques médecins. Les résultats consignés plus loin sont de nature, croyons-nous, à calmer les susceptibilités de ceux-ci ; quant aux premières, elles accepteront, le plus souvent de grand cœur, une opération qui les débarrassera en peu de jours d'une véritable infirmité. Cependant, avant d'aller plus loin, il nous tient à cœur de nous défendre d'avoir voulu préconiser une opération exposant à des dangers hors de proportion avec la maladie que l'on veut guérir.

On ne manquera pas de nous objecter, d'une part que la métrite du col guérit quelquefois sous la seule influence du repos, assez souvent par un traitement anodin, à la condition qu'il soit prolongé suffisamment longtemps ; qu'il existe enfin d'autres moyens tels que caustiques ou cautères, ayant sur l'opération de Schrœder l'avantage de ne pas faire couler le sang. On nous dira d'autre part que la salpingite, l'ovarite et la péritonite, pour ne citer que les accidents les plus graves, peuvent être la conséquence de l'emploi du bistouri.

Tout d'abord il faut bien établir que l'amputation anaplastique n'a été imaginée que contre les cas rebelles :

dire qu'on ne doit l'appliquer que dans ce cas, c'est écarter du même coup la plupart des objections, que nous voulons passer en revue cependant.

Il est bien rare que le repos seul puisse amener de bons résultats ; nous savons toutefois qu'on cite des cas où la guérison a été obtenue par le repos au lit, durant des mois et même des années, il est vrai. Mais est-il toujours possible d'obtenir d'une femme nerveuse, remuante, une inactivité si prolongée ? Est-il permis d'exiger de la pauvre mère chargée de famille un chômage de si longue durée ? Peut-on même se flatter qu'une femme de la classe élevée consentira à renoncer à ses occupations ou même à ses plaisirs ?

Nous n'insisterons pas davantage, d'ailleurs, car les auteurs sont aujourd'hui à peu près unanimes à reconnaître que la métrite chronique du col ne guérit spontanément que d'une façon tout à fait exceptionnelle.

Veut-on user des caustiques ? La malade viendra périodiquement faire antichambre chez son médecin et se soumettre à un examen qui, si fréquemment répété, ne sera pas toujours de son goût. Tout ira bien cependant si la lésion, non encore invétérée, cède en quelques semaines de traitement ; mais si elle persiste, et elle persistera très longtemps dans certains cas, qu'arrivera-t-il ? Quelquefois la malade ira frapper à la porte d'un autre confrère, qui ne sera pas plus heureux d'ailleurs ; le plus souvent renoncera à tout traitement suivi et gardera son affection avec des alternatives d'amélioration et d'aggravation.

L'emploi du fer rouge peut avoir ses indications, mais

il ne répond pas à tous les cas, et n'est pas à l'abri de toutes les complications. Plus loin nous examinerons comparativement les indications et les résultats de l'ignipuncture et de l'opération de Schrœder.

Mais s'il est établi que ces traitements, que nous appellerons médicaux par opposition au Schrœder, sont insuffisants dans certains cas, peut-on dire que l'intervention chirurgicale soit sans danger? La seule réponse qu'il y ait à faire est celle-ci: Sur 350 opérées, Schrœder compte deux décès. Évidemment ces deux décès sont encore de trop, mais quelle est opération qui n'a pas amené, une fois ou autre, une mort sur 175 cas?

Du reste, tous les chirurgiens qui ont pratiqué l'amputation anaplastique du col sont unanimes à reconnaître son efficacité et son innocuité, à condition qu'elle soit faite à bon escient et selon toutes les règles de l'asepsie la plus rigoureuse.

CHAPITRE II

De la métrite du col.

Notre intention n'est pas de présenter ici un tableau pathologique complet de la métrite du col; nous voulons simplement énumérer les principaux symptômes que peuvent présenter les malades atteintes de cette affection, en insistant surtout sur les lésions locales. Nous laisserons notamment de côté toutes ces manifestations morbides éloignées, ces troubles fonctionnels d'origine réflexe, qui nous paraissent devoir former plutôt un chapitre de la pathologie des organes génitaux internes en général, qu'un paragraphe de l'une quelconque des maladies utérines en particulier. Nous nous garderons enfin de toute esquisse historique, ayant grand'peur de nous perdre au milieu des nombreuses théories qui ont été émises, depuis le commencement du siècle, sur l'importance, la pathogénie et la marche de la métrite cervicale.

Mais d'abord peut-on décrire séparément la métrite du corps et la métrite du col ? Faire de cette dernière une entité morbide ?

Les leçons publiées récemment par le M. le Prof. Cornil dans le *Journal des connaissances médicales* renferment l'observation d'une femme chez laquelle la muqueuse du corps « était tout à fait normale », tandis que la muqueuse du col présentait « des lésions tout à fait caractéristiques de métrite portant sur les glandes et sur le tissu conjonctif ». Donc l'entité morbide peut exister, mais c'est là l'exception. Il est assez rare que l'affection se localise à la cavité cervicale ; encore plus rare qu'elle se limite à la muqueuse du corps. Nous admettrons avec la plupart des auteurs que le plus souvent la métrite est généralisée ; mais, même lorsque les deux segments de l'utérus participent à l'inflammation, il existe une prédominance des lésions dans l'une des deux parties, prédominance qui imprime à la maladie un caractère spécial, quelquefois assez nettement tranché, pour autoriser à décrire une métrite du corps et une métrite du col. C'est dans ce sens, croyons-nous, qu'il faut entendre la séparation des métrites, en endo-métrite et métrite cervicale.

Dans leur article *Métrite* du *Dictionnaire de méde-cine et de chirurgie pratiques*, MM. Siredey et Danlos se refusent à faire une description séparée des deux métrites, mais c'est parce qu'ils estiment que la métrite du col n'en vaut pas la peine. Qu'elle n'est « souvent qu'un des « éléments d'une métrite totale, presque entièrement « subordonnée à la métrite concomitante sous le triple « rapport des indications thérapeutiques, des symptômes « subjectifs et du pronostic ». Cette opinion peut être soutenue pour les cas simples, pour ces métrites qui cèdent à un traitement de quelques jours ; mais il existe nombre de cas de métrite totale invétérée, dans lesquels un traitement des plus énergiques, tel que le curettage do la cavité utérino, n'amène aucune amélioration du catarrhe cervical (obs. I et VIII.) On est obligé pour obtenir une guérison complète d'avoir recours à une intervention localisée au col.

Inversement, il est vrai, l'excision des lésions du col n'amène pas toujours la cessation de tous les symptômes (obs. XVIII).

En clinique, il existe donc des métrites du col avec complication d'endométrite, et des endométrites avec complication de métrite du col : il ne faut pas l'oublier dans le traitement.

Une femme vient trouver son médecin et lui raconte qu'elle a accouché il y a six mois, un an, deux ans, quelquefois plus longtemps ; que depuis lors elle perd beaucoup en blanc ; qu'à ces pertes sont venues se joindre des douleurs, douleurs du reste qui peuvent affecter toutes les formes, depuis la simple sensation de pesanteur ou de tiraillements jusqu'à l'illusion de douleurs elles-mêmes du début de l'accouchement ; qu'elle éprouve des irradiations douloureuses dans divers points dont les principaux sont la région ovarienne droite ou plus souvent gauche, les régions lombaire ou dorsale ou même interscapulaire, la région sacrée, la partie interne des cuisses et même les genoux ; que ces phénomènes locaux se sont aggravés de troubles généraux, digestifs et nerveux, pouvant simuler les maladies les plus diverses et même quelquefois dominer assez, pour donner le change sur le véritable caractère de l'affection.

Au toucher vaginal on trouve le plus souvent un col

volumineux dont la forme variable répond à l'un quelconque des aspects que l'on a décrits sous les noms de col étalé, conique à base inférieure, en museau de tapir, en groin de porc ; de plus le col est plus ou moins douloureux. Le doigt pénètre plus ou moins dans la cavité du col, quelquefois de toute la longueur de la dernière phalange, à travers un orifice agrandi, fréquemment transversal, fissuré ou plus ou moins déchiré. Tout autour de l'orifice soit sur une des lèvres, soit sur les deux à la fois on sent une surface plus ou moins inégale, plus ou moins grenue, mais en même temps « douce et molle comme du velours ».

Par l'examen au spéculum on retrouve les mêmes caractères morphologiques du museau de tanche : en outre on voit au niveau de l'orifice un bouchon de mucus ou de muco-pus visqueux, glaireux et adhérent. Au-dessous on peut trouver le col simplement violacé, gros et granuleux, mais le plus souvent autour de l'orifice on découvre une surface plus rouge que le reste du col, paraissant se continuer par l'orifice avec la muqueuse du canal, s'étendant plus ou moins loin sur une ou les deux lèvres, légèrement saillante et saignant au moindre attouchement. C'est là ce qu'on désigne sous le nom d'ulcération du col ; mais cette ulcération, gardons cette expression quelque impropre qu'elle soit, ne présente pas un aspect constant : « tantôt la muqueuse ulcérée est veloutée, « villeuse, recouverte de végétations papillaires ; tantôt « elle est tomenteuse, hérissée de gros bourgeons charnus « comme à la surface d'une plaie granuleuse ; par place « elle est bourrée de points saillants plus fermes, de

« transparence blanchâtre, disséminés même en dehors
« des limites de l'ulcération et sillonnés de fins ramus-
« cules sanguins ; d'autres fois au contraire la surface
« ulcérée est plate, comme vernissée » (Bouilly).

Le cathétérisme intra-utérin, généralement facile chez
une multipare, grâce à la large ouverture de l'orifice, peut
fournir de précieux renseignements ; s'il y a plus de
7 cent. de cavité et que l'hystéromètre se heurte dans
la cavité du corps à des fongosités, des replis de la muqueuse, c'est qu'il existe en même temps de l'endométrite du corps ; au contraire si l'hystéromètre ne pénètre pas de plus de 6 cent. et s'il glisse facilement il indique
que la muqueuse du corps est saine.

Tels sont les principaux signes de la métrite du col
chez la femme qui a eu des enfants.

Si on prend maintenant une nullipare on trouve tout
d'abord des symptômes généraux et des signes subjectifs
exactement semblables, surtout de la leucorrhée qui ne
fait jamais défaut et qui le plus souvent constitue le premier symptôme éveillant l'attention de la malade. Mais
au toucher le col ne présente plus ces aspects irréguliers
de tout à l'heure, il est conique à base supérieure, ou
tout au plus cylindrique, peu augmenté de volume et
présente à peine quelques saillies légères, quelques no-
dosités arrondies au pourtour de l'orifice. Cet orifice n'est
que légèrement entr'ouvert et tout autour on peut dans
certains cas reconnaître la sensation spéciale que donne
au doigt la muqueuse du museau de tanche normale ;
mais assez souvent, surtout si le début de la lésion remonte loin, on retrouvera autour de l'orifice, sur une

moins grande étendue toutefois, cette surface ou granuleuse ou douce et molle comme du velours, qui existait sur les lèvres du col de la multipare.

Le spéculum permet de voir un col régulier, un orifice le plus souvent modérément ouvert, mais obstrué par un bouchon glaireux et visqueux. Quelquefois à travers cet orifice on aperçoit la muqueuse cervicale rouge, enflammée, épaissie, comme remplissant le canal. D'autres fois le col présente une ulcération qui peut être ou folliculaire, ou granuleuse, ou papillaire comme chez la multipare, mais qui ne s'étale pas et n'envahit qu'une légère partie du museau de tanche selon une ligne à peu près circulaire. Enfin on voit encore quelquefois sur le museau de tanche de petits points rouge vif et quelques papilles saillantes.

Le passage de l'hystéromètre est généralement ici plus douloureux et plus difficile que chez les multipares ; cet instrument peut être arrêté dans la cavité cervicale par des replis de la muqueuse, de véritables valvules. D'autres fois il pénètre dans la cavité utérine et son extrémité peut alors venir buter contre de petites aspérités de la muqueuse ou indiquer un agrandissement de la cavité : ces deux derniers signes indiquent que l'endométrite du corps complique la métrite du col.

De ces deux descriptions cliniques nous ne retiendrons pour le moment que les ulcérations du pourtour de l'orifice. Et d'abord est-ce bien là des ulcérations ? Au point de vue anatomique, non, puisqu'elles sont en saillie sur les parties environnantes et qu'elles présentent constamment à leur surface un revêtement épithélial : ce sont, comme on l'a dit, des pseudo-ulcérations.

Mais alors à quelle cause est dû cet aspect ulcéreux ?

La coïncidence de ces pseudo-ulcérations et des déchirures de col, la possibilité, en rapprochant les lèvres éversées, de faire rentrer ces surfaces dans la cavité cervicale, avaient conduit Emmet à considérer ces lésions comme formées par l'exposition, au dehors, de la muqueuse cervicale, à les regarder comme la conséquence des déchirures. Plus tard, d'autres auteurs remarquèrent à la surface de ces prétendues ulcérations les sillons caractéristiques de l'arbre de vie.

Enfin, dans des travaux plus précis, des histologistes montrèrent qu'à la surface de ces ulcérations on trouve constamment une rangée de cellules épithéliales cylindriques ou caliciformes et de nombreux orifices glandulaires ; ils firent en outre remarquer d'une part qu'à l'état normal le museau de tanche est recouvert par un épithélium pavimenteux et ne contient pas de glandes, d'autre part que ces cellules cylindriques ou caliciformes sont identiques à celles qui tapissent le canal cervical et que ces organes glandulaires rappellent comme forme ceux que possède la muqueuse endo-cervicale.

Dès lors il fut permis aux gynécologistes de conclure que « cette ulcération c'est la muqueuse du col *extériorée,* « gonflée, proliférante et ulcérée ; c'est l'endométrite du « col devenue extérieure ; par l'ectropion de la muqueuse « enflammée à travers le col déchiré » (Bouilly). C'est là l'ectropion par renversement des lèvres.

Mais chez les nullipares il n'y a pas de déchirures, et

cependant chez elles également ont peut observer la
métrite cervicale avec aspect ulcéreux du col; c'est
qu'alors on observe, non plus l'ectropion par renversement, mais « l'ectropion par prolapsus ». La muqueuse
du canal cervical enflammée, tuméfiée, vient faire her-
nie à l'orifice externe et s'étale comme un limbe tout
autour de cet orifice.

Ainsi, chez les nullipares comme chez les multipares
ces surfaces rouges, saillantes, saignant facilement qui
entourent l'orifice externe, seraient constituées par la
muqueuse cervicale extériorée et enflammée.

Mais ce n'est là qu'une opinion et des histologistes
encore sont venus défendre une deuxième hypothèse.
D'après ceux-ci, l'épithélium pavimenteux augmente
progressivement d'épaisseur sur les bords de l'orifice,
pendant que la couche profonde du corps de Malpighi se
transforme au même niveau en épithélium cylindrique.
Vienne la chute de l'épithélium pavimenteux, chute
qui peut se faire brusquement ou lentement, et la couche d'épithélium cylindrique développée au-dessous
deviendra alors revêtement épithélial. De plus, dès que
le nouvel épithélium devient superficiel, il forme en
s'enfonçant en doigt de gant dans la muqueuse, de véritables glandes simples ou ramifiées. Ces glandes nouvellement formées se différencient des glandes normales
de la muqueuse endo-cervicale, en ce qu'elles sont
moins grandes, moins régulières et moins régulièrement
disposées.

Quoi qu'il en soit de ces deux opinions : que l'aspect
ulcéreux du col soit produit par la muqueuse cervicale

en ectropion, ou par une muqueuse nouvellement formée sur place, il n'en résulte pas moins qu'on se trouve
en présence d'une surface recouverte d'épithélium cylindrique, fournie de glandes, et présentant les caractères
de l'inflammation.

Il n'est peut-être pas sans importance, au point de vue
du traitement de la métrite, de relater quelles sont les
lésions histologiques de la muqueuse. Elle est épaissie,
boursouflée ; les plis et les villosités qui sont à la surface sont beaucoup plus accentués qu'à l'état normal, et
rendent la cavité cervicale très anfractueuse ; mais, même
dans les cas les plus accusés, cette muqueuse garde habi-
tuellement son revêtement de cellules cylindriques. Les
glandes sont hypertrophiées ; leurs culs-de-sac sont
situés plus profondément que d'habitude ; rarement
elles ont perdu leur revêtement épithélial et toujours
on trouve dans leur cavité de petits filaments de mucus.
Quelquefois les canaux excréteurs de ces glandes s'obli-
tèrent, et les culs-de-sac, privés de débouché, vont former à une profondeur variable ces œufs de Naboth que
l'on peut retrouver assez loin de la surface de la muqueuse. Les œufs de Naboth ne sont pas formés seulement aux dépens des culs-de-sac glandulaires : les grandes dépressions de l'arbre de vie en s'oblitérant à leur
partie supérieure peuvent aussi leur donner naissance
(Cornil). Les cellules du tissu conjonctif sous-muqueux
prolifèrent, et des petites travées de tissu embryonnaire
pénètrent à travers le tissu fibro-musculaire de l'utérus.

A côté de ces pseudo-ulcérations, sur lesquelles nous

avons surtout insisté parce qu'elles se retrouvent presque constamment dans les vieilles métrites, auxquelles s'adresse l'opératien de Schrœder, on peut rencontrer, mais plus rarement, de véritabies ulcérations formées les unes par la chute de l'épithélium pavimenteux, les autres par l'ouverture à la surface du museau de tanche des œufs de Naboth. Toutefois elles diffèrent des pseudo-ulcérations en ce qu'elles ne se trouvent pas forcément près de l'orifice, qu'elles ne sont jamais de grande étendue, qu'elles ne sont pas saillantes. En outre celles qui se font par chute de l'épithélium, accompagnent plutôt la vaginite que la métrite du col.

CHAPITRE III

Indications et contre-indications de l'amputation anaplastique du col.

§ I. — Indications.

D'après l'énumération des symptômes et les détails histologiques qui précèdent, il est facile d'établir quelles sont les indications de l'amputation anaplastique du col.

Avec notre excellent maître, M. Richelot, nous croyons que l'amputation anaplastique s'impose :

1° Lorsque le museau de tanche violacé, gros, ou simplement hypertrophié dans l'une de ses lèvres, présente à sa surface, et notamment au pourtour de l'orifice, de petites saillies arrondies. On ne doit pas, en effet, espérer que dans ces cas les traitements anodins amènent une guérison complète : les saillies arrondies, dues à la présence d'œufs de Naboth, indiquent un grand développement des glandes et une dégénérescence kystique de leurs culs-de-sac; l'augmentation du volume du col dénote que le tissu utérin lui-même n'est pas étranger au processus pathologique. C'est ce que l'on a décrit sous le nom de métrite granuleuse. L'indication formelle est ici d'exciser la muqueuse bourrée d'œufs de Naboth et le tissu utérin sous-jacent envahi par des travées embryonnaires.

2° Lorsque le col est conique à base inférieure, que son orifice est ouvert transversalement et que la muqueuse enflammée s'étale sur les deux lèvres, donnant lieu aux différents aspects décrits sous les noms d'ulcérations granuleuse, papillaire, fongueuse... Il faut dans ces cas exciser la muqueuse malade et restaurer le col. L'opération d'Emmet par la suture, après avivement des deux lèvres déchirées, répond seulement à la deuxième partie de l'indication. Quant aux divers caustiques, que l'on emploie en pareille circonstance, ils sont le plus souvent trop peu actifs pour détruire la muqueuse, et lors même qu'ils seraient assez puissants pour le faire, ils ne peuvent reformer le col et leur action est incomplète. L'opération de Schrœder reste donc l'intervention de choix.

3° Lorsqu'il n'y a pas d'éversion et par conséquent pas de déchirure, mais qu'il existe tout autour de l'orifice une surface rosée, grenue et villeuse : nous savons qu'il s'agit encore là d'une muqueuse, qu'elle soit venue de l'intérieur comme le veulent les uns, qu'elle se soit formée sur place comme le croient les autres. A cause du développement des glandes et de l'envahissement du tissu sous-muqueux, il faut encore ici enlever largement cette pseudo-ulcération, de façon à ce que, après cicatrisation, l'épithélium pavimenteux remonte jusqu'àses limites normales. En outre, comme la muqueuse endo-cervicale est également le siége des mêmes lésions glandulaires et interstitielles, que c'est même là la cause première de l'affection, il faut l'exciser si l'on ne veut point s'exposer à voir la lésion du museau de tanche se reproduire à bref délai. Pour agir efficacement en pareil cas, le fer rouge doit être manié hardiment, et nous verrons plus loin que ce n'est pas sans danger.

4° Lorsque la pseudo-ulcération du pourtour de l'orifice n'existant pas encore est cependant en imminence de production. A travers l'orifice on voit alors la muqueuse rouge, très épaissie, comme remplissant le canal ; le passage de l'hystéromètre est difficile, très douloureux. L'instrument se heurte à des fongosités, des replis, de véritables valvules.

5° Enfin lorsque dans les cas d'endométrite du corps, le col sans être ulcéré, est simplement rouge et tuméfié. Dans ce cas l'opération de Schrœder doit être considérée comme le complément du curettage.

Dans quelques cas d'hypertrophie simple du segment vaginal de l'utérus, on pourra avec avantage faire l'amputation anaplastique de préférence à toute autre amputation.

En thèse générale il sera d'autant plus nécessaire d'opérer que les symptômes subjectifs et fonctionnels de la métrite, douleurs et leucorrhée, seront plus accusés.

§ II. — Contre-indications.

Cependant il ne sera pas toujours possible de faire l'opération et dans certains cas des raisons, tirées de l'état de la malade, viendront la contre-indiquer.

Nous dirons d'abord que tout mauvais état général ayant pour cause la lésion utérine, loin d'être une contre-indication, nous paraît au contraire devoir pousser à l'intervention. C'est affaire au traitement général à relever les forces de la malade, mais le chirurgien ne doit pas laisser subsister la cause première du mal.

Lésions inflammatoires du petit bassin. — Toutes les fois que la malade présentera des signes d'une inflammation pelvienne, salpingite, salpingo-ovarite ou pelvi-péritonite, l'abstention est de rigueur. A cela il y a deux raisons : la première c'est qu'en pratiquant une opération sur l'utérus on peut occasionner une nouvelle poussée inflammatoire dans celle des annexes qui est déjà malade ; la deuxième c'est qu'on laisse persister derrière la lésion utérine que l'on enlève, une lésion des annexes qui amènera certainement la récidive de la ésion utérine. Il va sans dire que les lésions de l'utérus ne sont pas une contre-indication, car ici on peut atteindre jusqu'au mal.

Déciations utérines. — Dans un mémoire paru dans le Centralblatt de gynécologie, Schwarz (de Halle) considère l'état accusé de rétroflexion de la matrice comme une contre-indication formelle à l'opération de Schrœder. Pour lui l'involution de la portion vaginale du col, consécutive à l'opération, est tellement accentuée que le traitement mécanique de la rétroflexion devient dans la suite extrémement difficile.

Quelques auteurs vont même plus loin et repoussent absolument l'amputation anaplastique du col parce qu'elle prédispose à la rétroversion de l'utérus : cet organe qui se meut autour d'un axe passant environ par l'isthme, ne trouverait plus dans son col diminué de volume un contre-poids suffisant à son corps, et ce dernier aurait alors des tendances à se porter en arrière. Mais c'est là, croyons-nous, une vue théorique. Dans les observations rapportées à la fin de ce travail il ne s'est jamais produit de rétroversion, et M. Richelot n'a jamais constaté cette déviation sur ses opérées même près d'un an après l'opération.

Toutefois il est à craindre que, lorsque l'utérus est déjà dans un léger degré de rétroversion, l'opération de Schrœder ne vienne accentuer ce déplacement. Inversement, il est vrai, on peut dire que l'amputation anaplastique dégorge le tissu utérin et amène un mouvement d'involution assez intense pour guérir ou améliorer la rétroversion.

Il n'y a donc pas là de contre-indication bien nette, si ce n'est cependant lorsqu'il y a une déviation utérine très marquée et qu'il est nécessaire d'avoir un point d'appui pour la corriger.

Immobilité de l'utérus. — L'immobilité de l'utérus, en dehors de toute inflammation ancienne ou récente du petit bassin, nous paraît devoir prendre rang parmi les circonstances qui rendent l'opération difficile, et non parmi celles qui la contre-indiquent. Nous en reparlerons donc plus loin, quand nous envisagerons les difficultés du manuel opératoire.

Le museau de tanche est très peu saillant dans le vagin. — Comme le précédent ce cas ne peut compter que comme complication du manuel opératoire.

CHAPITRE VI

Description de l'opération.

Maintenant que les indications d'une part, les contre-indications de l'autre, sont nettement posées, il s'agit de décrire l'opération ; c'est ce que nous allons nous efforcer de faire aussi clairement et aussi complétement que possible.

Disons tout d'abord que le chirurgien se sera assuré du concours de trois aides : un pour le chloroforme et deux pour maintenir les jambes de la malade et l'aider.

§ I. — Instruments nécessaires et objets de pansement.

Les instruments nécessaires sont :

Une valve de Sims ;

Deux écarteurs à manche solide et bien en main, dont les valves très légèrement concaves sur la face qui doit être à découvert, ne mesureront pas plus de cinq centimètres de longueur sur six de largeur. Et, détail qu'apprécient tous ceux qui durant une opération pratiquée sur le col ont à tenir un écarteur pendant un long moment, la valve ne s'embranchera pas à angle droit sur le manche, mais selon un angle très légèrement aigu ; de cette façon l'extrémité de la valve sera naturellement relevée, et l'aide n'aura qu'à tirer sans avoir besoin de produire un mouvement de bascule pour découvrir le col, mouvement qui est toujours très pénible lorsqu'il est prolongé ;

Deux pinces de Museux, ou mieux deux pinces tire-balle ;

Une paire de ciseaux droits ou légèrement courbes, assez forts pour sectionner le tissu du col dans toute son épaisseur ;

Une pince à griffes ;

Un bistouri droit, à lame étroite, peu longue et coupant bien ;

Une aiguille de Reverdin aussi forte et aussi courbe que possible ;

Une paire de ciseaux ordinaires ;

Quelques pinces hémostatiques ;

Un ténaculum ;

Un appareil à irrigation vaginale, en verre de préférence, pour pouvoir se servir de solutions de sublimé.

En outre comme tout doit être prêt à l'avance, ici se pose la question de savoir si le chirurgien fera la suture au fil d'argent, à la soie phéniquée, au crin de Florence ou au catgut. Les fils métalliques sont difficiles à placer au fond du vagin : « Par la traction qu'on exerce pendant « qu'on les place on irrite facilement les bords de la « plaie. Les fils métalliques se brisent facilement quand « on les place, surtout quand on les noue ; leurs extré-« mités irritent les points voisins de la plaie, enfin

« l'ablation des fils est elle-même difficile et à ce moment
« on peut déchirer la plaie qui se cicatrisait » (Hégar
et Kaltenbach. Trad. Bar). Nous sommes entièrement de
cet avis et nous rejetons l'emploi du fil d'argent. Emmet
cependant qui, lui aussi, pratique l'opération de Schrœder se sert de fil d'argent; mais pour faciliter et le passage et l'ablation des fils, il a dû modifier un peu le manuel opératoire : nous indiquerons en temps et lieu cette
modification.

La soie coupe les tissus et ne se résorbe point.

Le crin de Florence serait excellent s'il n'était nécessaire de l'enlever quelques jours après l'opération

Au contraire le catgut nous paraît avoir bien des avantages, sans présenter l'inconvénient de nécessiter une
nouvelle intervention. C'est d'ailleurs la substance dont
se sert exclusivement notre excellent maître M. Richelot,
dont se sert aussi M. Pozzi (Thèse Rojecki, 1888). On objec-
tera peut-être que le catgut, précisément à cause de sa
facile résorption, sera désavantageux dans une opération
anaplastique. Que l'on se rassure : le catgut tiendra toujours assez pour permettre à la cicatrisation de donner
tout ce qu'elle peut donner. En examinant une femme
au 13e jour, nous avons noté une fois que quelques catguts tenaient encore.

Il y aura donc, à côté des instruments, quelques bo-
bines de catgut solide, souple et surtout aseptique.

De plus, on aura préparé des solutions antiseptiques,
soit phéniquée, soit de sublimé, soit des deux à la fois, en
assez grande quantité pour rendre aseptique, le champ
opératoire, les mains de l'opérateur et des aides, les ins-

truments. Ces derniers seront plongés dans une solution d'acide phénique au 1/20ᵉ.

Pendant tout le temps de l'opération, on laissera à portée du chirurgien et de ses aides, un bassin plein de l'une de ces solutions, afin qu'ils puissent de temps en temps y tremper leurs mains.

De la ouate parfaitement propre, de la gaze iodoformée, de l'iodoforme en poudre seront tenus prêts pour le pansement.

§ II. — Anesthésie.

Il est, croyons-nous, très utile sinon indispensable de chloroformer la malade. En effet, si on a cité quelques sujets qui aient supporté des opérations sur le col sans anesthésie, il est hors de doute que l'amputation anaplastique d'un col, douloureux par lui-même, causerait de très grandes souffrances.

Il y a, il est vrai, l'anesthésie locale au moyen de la cocaïne ; M. Chéron emploie, pour obtenir cette anesthésie, dans son opération de la destruction de la muqueuse par la galvano-caustie thermique, une solution de chlorhydrate de cocaïne à 1/10 qu'il porte dans la cavité cervicale. Il semble conseiller le même procédé pour l'opération d'Emmet et l'opération de Schrœder ; mais il est à craindre que l'insensibilité ainsi obtenue ne soit toute superficielle. On pourrait agir plus efficacement en injectant directement dans le tissu du col, au moyen de la seringue de Pravaz, un ou deux grammes de la solution cocaïnisée à 5 0/0.

Mais il est de tous points préférable, à moins de contre-indication formelle, d'avoir recours à l'anesthésie générale : on n'a rien à craindre de l'impatience ou de l'indocilité de l'opérée et on ménage sa pudeur, considération qui peut avoir sa valeur dans certaines circonstances.

§ III.—Antisepsie préopératoire et préparation de la malade.

Durant les quatre ou cinq jours qui précèdent l'opération il faut prescrire, deux fois par jour au moins, des injections vaginales avec une solution de sublimé à 1/1000ᵉ. Entre les injections, il est bon de laisser dans le vagin un tampon de gaze iodoformée, ou plus simplement un tampon de ouate hydrophile saupoudré abondamment d'iodoforme.

La malade est purgée la veille et on a soin de la faire uriner avant l'opération.

Il n'est point nécessaire de raser les poils qui recouvrent la face externe des grandes lèvres ; il suffit le plus souvent de les raccourcir aux ciseaux. Les poils du pubis ne gênent en rien l'opérateur, surtout si on a soin de les recouvrir d'une compresse.

La vulve sera savonnée et nettoyée jusque dans ses moindres replis ; mais c'est surtout la cavité vaginale qu'il faut rendre aseptique. Pour cela il est nécessaire de faire avec le plus grand soin possible une injection au sublimé. L'injecteur le plus commode est assurément celui qui se compose d'un flacon en verre communiquant, par un orifice situé à sa base, avec un tube en caoutchouc terminé lui-même par une canule également en verre : le changement de hauteur du flacon suffit pour ouvrir, modérer ou arrêter le jet. La canule est tenue de la main droite et, guidée par l'index de la main gauche qui déplisse le vagin, débarrasse entièrement les culs-de-sac du mucus ou du muco-pus qu'ils peuvent contenir. Il faut en un mot, non seulement irriguer, mais encore, comme on l'a dit, rincer le vagin.

Ceci fait, et pour isoler complètement le champ opératoire, on recouvre le pubis et la racine des cuisses de compresses de Bœckel trempées dans le sublimé, compresses qui seront renouvelées dans le cours de l'opération si c'est nécessaire.

Si on opère pendant l'hiver il sera bon d'envelopper les jambes de la malade soit avec de la ouate, soit avec de la flanelle.

§ IV. — Position de la malade et de l'opérateur.

La malade doit être placée dans la position pelvi-dorsale ou position de la taille périnéale. En Amérique presque toutes les opérations sur le col sont pratiquées dans la pronation latérale gauche.

Pour maintenir les membres inférieurs nous ne saurions trop recommander les montants du lit de M. Doléris. Ces montants s'adaptent, par un étau mobile qu'a fait ajouter M. Bouilly et qui dispense de se servir du lit tout entier, à l'extrémité de la table à opération ; ils peuvent par un système ingénieux subir un écartement plus ou moins grand et présenter une hauteur variable; ils sont terminés à leur extrémité par une sorte de fourche à très large ouverture, rappelant la traverse d'une béquille, matelassée et garnie de caoutchouc. On fixe le milieu de la jambe sur cette fourche de façon à écarter les cuisses et à les ramener vers l'abdomen. L'emploi de ces montants laisse aux deux aides l'usage de leurs mains.

Les chirurgiens allemands ont poussé le perfectionnement plus loin : on trouve dans leurs traités de gynécologie, et notamment dans les Maladies des femmes de Fritsch, de longues descriptions et de nombreuses figures de leurs appareils. Presque tous se composent de deux « soutiens de jambe » ayant de grandes analogies avec les montants de M. Doléris, mais qui en diffèrent plus ou moins par la courbure donnée aux tiges, par le mode d'adaptation des traverses ; ils se composent en outre d'un porte-valve qui, au moyen d'un étau mobile, s'adapte au bord de la table à opération, juste au-dessous du périnée : une vis à pression permet de placer et de fixer la valve à la hauteur voulue pour bien abaisser la paroi postérieure du vagin.

Enfin tout récemment M. Pozzi a présenté à la Société de chirurgie, au nom du Dr Bouraud, un appareil, plus compliqué encore, qui permet de relever les jambes, de maintenir deux valves de Sims écartant le vagin, et au besoin de fixer des pinces à traction.

Mais tout cet outillage, qui peut bien avoir sa raison d'être dans un grand service de gynécologie, n'est pas encore entré dans la pratique.

Enfin une toile cirée sera fixée par son extrémité sous les fesses de la malade et disposée en gouttière, pour faciliter l'écoulement du liquide dans un bassin placé *ad hoc* au pied de la table à opération.

Le chirurgien, comme dans l'opération de la taille périnéale ou l'uréthrotomie externe, sera placé entre les jambes de la malade. Les deux aides seront debout à ses côtés : dans le cours de la description nous désignerons les aides par la position qu'ils occupent relativement à l'opérateur.

§ V. — Abaissement de l'utérus.

L'opérateur, au moyen d'une valve de Sims relevant la paroi antérieure, découvre le col ; cette valve étant en place il la confie à l'aide qui est à sa gauche, puis, s'aidant de l'index de la main gauche, il saisit solidement avec une pince de Museux ou mieux avec une pince tire-balle la lèvre antérieure du col. Il s'assure que cette préhension est bien faite ; s'il ne la juge pas suffisante, soit qu'il craigne la friabilité du col, soit qu'il ait quelques doutes sur la solidité de l'instrument, il pourra saisir la lèvre postérieure avec de nouvelles pinces. Schrœder, en effet, prend chacune des deux lèvres avec des pinces de Museux ; mais le plus souvent la fixation d'une lèvre est suffisante.

L'abaissement de l'utérus se pratique en tirant lentement sur la ou les pinces, mais il faut bien se garder dans ce mouvement soit de brusquer les choses, soit même de trop insister : les plus graves accidents pourraient être la conséquence de l'oubli de ces préceptes. Le plus souvent, surtout grâce à l'anesthésie qui diminue la résistance du plancher périnéal, l'utérus sera facilement attiré plus ou moins près de la vulve : il est assez rare qu'on ait, selon une expression consacrée, l'utérus à la vulve, mais il est généralement facile d'arriver à n'avoir qu'un éloignement du col ne dépassant pas 5 centimètres.

Le maximum possible d'abaissement étant obtenu, la valve de Sims est enlevée et la pince à traction confiée à l'aide de gauche qui la prend de la main droite et qui maintiendra le col à une distance constante pendant tout le cours de l'opération. C'est le moment de placer les écarteurs à valve courte, dont nous avons parlé : l'aide gauche en prend un de la main gauche qui est encore libre; l'aide de droite saisit le second avec la main droite.

§ VI. — Curettage de la cavité utérine.

Voilà le champ opératoire bien à découvert : le chirurgien va-t-il tout de suite procéder à l'amputation du col ? Nous croyons qu'il n'est pas toujours logique d'agir ainsi. Nous nous sommes en effet ralliés plus haut à cette opinion qui veut, que la métrite du col s'accompagne dans la grande majorité des cas d'un certain degré d'endométrite. Or laisser intact ce foyer d'infection n'est-ce pas s'exposer à n'obtenir qu'un bénéfice modéré de l'opération de Schrœder ? N'est-ce pas permettre à une récidive de se produire.

Nous citerons l'observation XVIII : pour des causes tout à fait indépendantes de la volonté du chirurgien, le curettage ne put être fait complétement, et seule l'amputation anaplastique du col fut pratiquée. La malade éprouva une grande amélioration dans son état, au point de vue des douleurs surtout, mais un mois après elle rentrait à l'hôpital pour y subir un curettage.

Au début, M. Richelot s'est borné plusieurs fois à amputer le col ; mais aujourd'hui notre excellent maître, prévenu contre les conséquences d'une intervention incomplète, fait le plus souvent l'opération de Schrœder et le curettage dans la même séance. Nous avons vu un autre de nos maîtres, M. Reclus, suivre la même ligne de conduite. M. Bouilly conseille « de faire, dans la « même séance, la restauration du col par le procédé « d'Emmet et le curettage des cavités utérines ». Si M. Bouilly préconisait l'opération de Schrœder, il donnerait évidemment le même conseil. « M. Pozzi finit habi- « tuellement l'opération (de Schrœder) par le grattage de « l'utérus » (Thèse Rojecki). Cette manière d'agir, quant au moment choisi pour faire le curage, nous paraît passible de plusieurs objections : n'est-il pas à craindre que les débris d'une muqueuse altérée, très probablement septique, n'inoculent la plaie en traversant le canal cervical ? Après une opération aussi délicate que l'amputation anaplastique, ne doit-on pas redouter de déranger, de tirailler les sutures par le passage, le va-et-vient de la curette, par le passage de la sonde utérine ou de l'écouvillon ?

Donc il faut gratter la cavité utérine, mais il faut le faire au début.

Le curettage, — sur le manuel opératoire duquel nous n'insisterons pas — peut être pratiqué avec la curette de Sims ou avec celle de Simon ; il sera précédé et suivi d'injections intra-utérines chaudes et antiseptiques (sublimé à 1/1000ᵉ ou eau phéniquée à 1/20ᵉ).

Nous avons vu notre maître, M. Reclus, se servir de la sonde de M. Segond pour faire ces lavages de la cavité utérine ; cette sonde à laquelle est adapté un appareil dilatateur présente de grands avantages.

M. Richelot termine quelquefois le curettage par l'écouvillonnage, — sans y attacher toutefois une grande importance, — en ayant soin de tremper au préalable l'écouvillon dans un mélange de glycérine et de créosote — 10 de créosote pour 30 de glycérine. Il faut veiller à ne pas laisser couler de la créosote sur le museau de tanche sans l'essuyer avec soin, et à ne pas toucher la paroi vaginale avec l'écouvillon : il pourrait en résulter des ulcérations qui, sans être graves, sont toujours désagréables.

§ VII. — Libération de la cavité cervicale par discission bilatérale des lèvres du col.

Cette discission peut se faire de deux façons : avec les ciseaux ou avec le bistouri. Il est préférable, à notre avis, de se servir des ciseaux : la section se fait plus nettement, plus régulièrement et on n'est pas exposé à remonter plus haut qu'on ne le veut. M. Pozzi se sert du histouri, mais presque tous les chirurgiens, Schrœder entre autres, manifestent leur préférence pour les ciseaux. Ces ciseaux doivent être solides et mousses : M. Chéron vante pour cet usage ceux de Kuchenmeister ; sans aller si loin nous croyons que les gros ciseaux, qui se trouvent dans tous les arsenaux de chirurgie de nos hôpitaux, suffiront amplement.

Le chirurgien dirige ses ciseaux, une lame dans le canal cervical, l'autre dans un des culs-de-sac latéraux du vagin, pousse doucement jusqu'à ce que la lame qui est dans le cul-de-sac soit arrêtée, et sectionne : il répète la même chose de l'autre côté.

De cette façon il a divisé les lèvres du museau de tanche, mais il n'a pas dépassé l'insertion du vagin sur le col, ce qui le met à l'abri de toute blessure d'artère importante (coronaire utérine). L'écoulement de sang produit est insignifiant et s'arrête le plus souvent de lui-même ; s'il était trop abondant et qu'il put gêner l'opérateur, une injection vaginale chaude suffirait à le tarir.

La discission faite, le col doit pouvoir être étalé, et il doit être possible de constater l'état de la muqueuse cervicale jusqu'à l'orifice interne.

§ VIII. — Évidement de la lèvre antérieure.

La pince à traction qui fixait la lèvre antérieure est enlevée et replacée sur la lèvre postérieure, s'il n'en existait déjà une à ce niveau.

Le chirurgien, muni d'une pince à griffes, saisit la lèvre antérieure et lui fait subir l'écartement maximum que permet la discission bilatérale. Il constate alors l'étendue des lésions de la muqueuse cervicale et, avec le bistouri, trace au-dessus de la limite du mal une incision représenté en A B dans le schéma n° 1. Cette incision, de direction transversale, comprendra toute la largeur du col ; elle intéressera toute l'épaisseur de la muqueuse cervicale et une partie du tissu utérin ; sa profondeur maximum située au niveau du canal cervical sera ordinairement de 3 à 4 millimètres, et, de ce maximum, la profondeur de l'incision ira en diminuant à mesure qu'on se rapprochera des points A et B. La

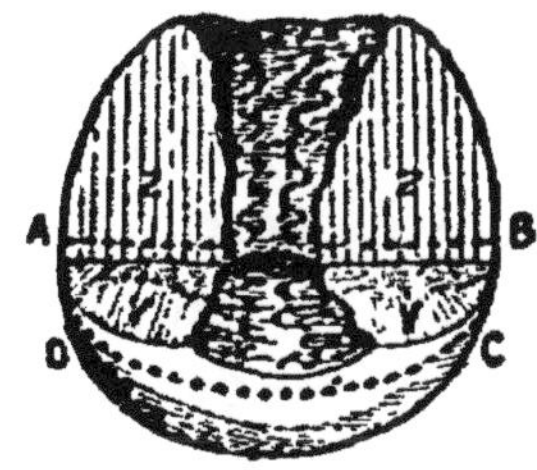

Schéma I

Z Z. — Lèvre antérieure relevée après la discission bilatérale des lèvres.

V V. — Lèvre postérieure dans sa situation normale.

A B. — Incision transversale intéressant toute la muqueuse et pénétrant dans le tissu utérin.

D C. — Incision vaginale circonscrivant la muqueuse altérée.

pointe du bistouri, en pénétrant dans le tissu utérin pour tracer cette première incision, ne sera pas dirigée perpendiculairement à l'axe du col, mais sera un peu inclinée vers le sommet de la lèvre, de façon à obtenir une section de la lèvre antérieure légèrement oblique en haut et en avant. Cette obliquité est du reste représentée par la direction de la ligne M N du schéma n° 2.

Cela fait, l'opérateur, tenant toujours la lèvre antérieure avec une pince à griffes, la rabat de façon à bien voir sa surface vaginale, et, par une incision demi-circulaire, délimite la pseudo-ulcération ou les granulations qui recouvrent cette surface. Cette incision peut se voir sur le schéma n° 1, mais figurée sur la lèvre postérieure, elle va de D à C.

Il s'agit maintenant de faire rejoindre dans la profondeur du tissu utérin ces incisions A B et C D, qui ont dû être dans le schéma placées sur deux lèvres différentes. Le plan de section qui est en A B représente un segment de cercle ; la surface vaginale altérée que circonscrit l'incision D C figure aussi, mais plus grossièrement, un segment de cercle de plus grande étendue. Nous avons donc, si l'on veut, les deux bases d'un demi-tronc de cône et la pointe du bistouri pour rejoindre les deux incisions n'aura qu'à décrire, dans la profondeur de la lèvre, la surface de ce demi-tronc de cône.

La lèvre antérieure se trouve dès lors évidée, et ne se trouve plus composée que d'un lambeau allongé, pendant dans le vagin et légèrement incurvé dans sa direction transversale.

Si l'hémorrhagie en nappe, qui se produit toujours sur la surface d'avivement, était trop abondante on pourrait faire une injection vaginale, ou plus simplement exercer une pression momentanée sur le lambeau avec une éponge ou un tampon de ouate.

Dans le schéma n° 2, le trapèze M N L P représente la coupe des tissus que l'on vient d'enlever dans ce temps de l'opération.

§ IX. — Affrontement et suture de la lèvre antérieure.

Ce temps de l'opération est l'un des plus importants ; c'est celui de la réussite duquel dépend, en grande partie, le succès opératoire définitif. Nous décrirons tout d'abord le passage des fils ; trois fils suffisent pour une lèvre : un médian et deux latéraux.

Faut-il passer les trois fils d'abord et serrer ensuite les sutures ? ou vaut-il mieux nouer chaque suture au fur et à mesure de son passage ? Dans le deuxième procédé on est exposé, pendant le passage des derniers fils, à tirailler et déranger le premier point de suture, aussi donnons-nous la préférence à la première façon d'agir.

On commence par le fil médian : la main gauche de l'opérateur est toujours munie d'une pince à griffes, la main droite tient une aiguille de Reverdin que nous avons conseillé au début de prendre aussi forte et aussi courbe que possible. La pointe de l'aiguille est portée sur la muqueuse du canal cervical, profondément en F (schéma n° 2). Puis le chirurgien, abaissant fortement le manche de l'aiguille, cherche à en ramener la pointe vers lui et à la faire paraître dans la partie évidée du col ; il prend alors le lambeau avec la pince à griffes et le ramène vers la pointe de l'aiguille qui le traverse et vient poindre en G. L'aide de droite, qui tient un catgut prêt dans sa main gauche, charge l'aiguille ; celle-ci, dans son mouvement de retrait, fait parcourir au catgut le trajet figuré par la ligne pointillée F G (schéma n° 2). Le passage de ce fil est très difficile : en raison de la profondeur du point F d'une part, en raison de la résis-

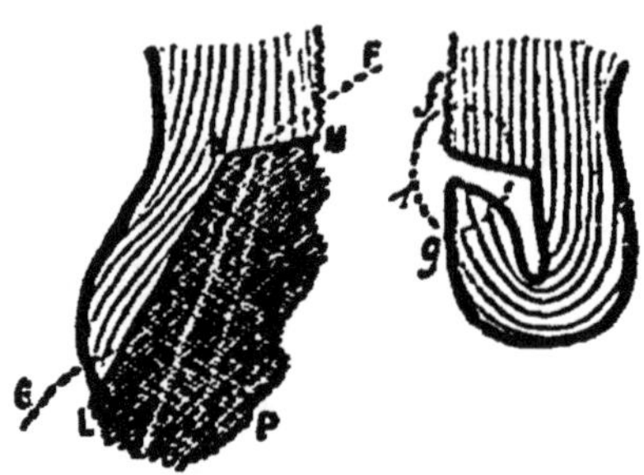

Schéma II. (D'après une figure de Fritsch.)

H. — Masse à exciser.
M N. — Direction du plan de section de l'incision transversale.
L N. — Direction, dans la profondeur du col, de l'incision vaginale.
G F. — Trajet du fil.
f g. — Fil noué ramenant la pointe du lambeau à la muqueuse cervicale.

tance qu'opposent le périnée et la lèvre postérieure à l'abaissement de l'aiguille d'autre part, il est parfois très dur de ramener la pointe de l'aiguille vers le lambeau. On peut alors user d'artifice et s'y prendre à deux fois : faire passer d'abord le fil du canal cervical F dans l'échancrure d'évidement, puis en second lieu lui faire traverser le lambeau pour l'amener au point G.

Les extrémités du catgut sont fixées par une pince à forcipressure pour qu'elles ne puissent pas s'enchevêtrer avec les autres fils que l'on place ensuite.

Le catgut latéral droit (relativement à l'axe de l'utérus)

se place comme le médian : la seule recommandation à faire c'est de traverser le lambeau assez latéralement pour pouvoir bien arrondir le nouveau col.

L'aiguille en plaçant le catgut latéral gauche peut être dirigée tout aussi facilement de la muqueuse vaginale G, à la muqueuse cervicale F, que de la muqueuse cervicale à la muqueuse vaginale. Il faut également ici que le fil aille prendre le lambeau aussi près que possible de son extrémité latérale.

Ces trois fils passés on procéde à l'affrontement, et à la fixation des sutures.

Le chirurgien s'étant assuré qu'il n'existe aucun caillot entre les surfaces à réunir, recourbe le lambeau avec une pince à griffes : il ramène l'extrémité de ce lambeau (point L sur le schéma n° 2) au point où la muqueuse cervicale a été sectionnée par la première incision transversale (point M) ; il accomplit en un mot le mouvement qui est représenté dans la moitié droite du schéma 2. Il charge l'aide gauche de maintenir exactement le lambeau dans cette situation et, de son côté, serre tous les fils en commençant par le médian.

Ici doivent prendre place deux recommandations : l'opérateur ne serrera pas trop les nœuds afin d'éviter de produire du sphacéle du col ; il prendra bien garde de ne pas laisser les bords du lambeau se replier en dedans.

Nous avons dit plus haut qu'Emmet fait, dans l'opération de Schrœder, les sutures au fil d'argent, et qu'il place ces sutures d'une façon particulière. Ce qui caractérise ce procédé, ainsi qu'on peut le voir sur le schéma n° 3, c'est qu'à aucun moment le fil ne traverse la muqueuse cervicale et qu'il n'est jamais en contact avec elle; comme conséquence, au lieu de ramener le lam-

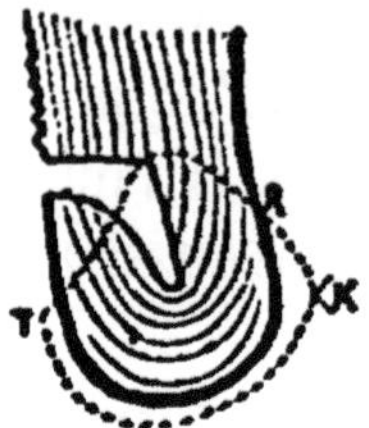

Schéma III

Passage des fils selon le procédé d'Emmet.

R. — Point d'entrée de l'aiguille.
T. — Point de sortie de l'aiguille.
K. — Point où doit se faire la torsion des fils.

beau vers la muqueuse cervicale, en l'attirant par sa partie marginale, il le force à se replier sur lui-même en l'enserrant dans une anse de fil.

Voici quel est le trajet que décrit l'aiguille lorsqu'on place le fil médian de la lèvre antérieure par exemple : elle pénètre par la muqueuse vaginale du lambeau, à quelques millimètres au-dessous de l'insertion du vagin sur le col, presque au sommet du cul-de-sac vaginal antérieur, s'enfonce obliquement dans le tissu du col utérin jusqu'à ce qu'elle ait dépassé de deux millimètres environ le niveau de l'incision transversale, décrit alors une courbe pour venir reparaître dans la partie évidée de la lèvre et enfin traverse l'extrémité du lambeau dont la partie marginale a été ramenée vers elle. Les deux extrémités du fil sont tordues dans le cul-de-sac vaginal.

Nous accordons volontiers que ce mode de passer les sutures rend plus facile l'ablation des fils, mais ce n'est pas sans en compliquer singulièrement l'introduction. En outre, si le lambeau est bien replié sur lui-même, la muqueuse vaginale du sommet de ce lambeau n'est pas assez exactement rapprochée de la muqueuse cervicale. Il ne faut pas perdre de vue, en effet, qu'après l'opération la muqueuse cervicale doit se continuer très exactement et sans intervalle avec la muqueuse vaginale.

§ X. — Évidement de la lèvre postérieure.

Avant de procéder à cet évidement, l'opérateur fixe l'utérus en plaçant une pince tire-balle sur la lèvre antérieure : le point d'application de cette pince sera assez élevé pour qu'on ne craigne point, en exerçant des tractions, de tirailler les sutures qui viennent d'être placées. M. Pozzi se sert pour maintenir l'utérus « des fils des sutures posées sur la lèvre antérieure » ; mais nous pensons qu'il est bon de ne pas trop se servir de ce point d'appui.

L'évidement de la lèvre postérieure se fait exactement de la même façon que celui de la lèvre antérieure. D'abord incision transversale sur la muqueuse cervicale et le tissu du col, mais cette fois sans avoir besoin de déplacer la lèvre ; puis, sur la surface vaginale, incision marginale circonscrivant la muqueuse altérée ; enfin jonction de ces incisions dans la profondeur de la lèvre. La masse excisée doit avoir la même forme et, autant que possible, le même volume que celle qui a été enlevée à la lèvre antérieure.

§ XI. — Affrontement et suture de la lèvre postérieure.

Le manuel opératoire est identique à celui que nous avons décrit pour la lèvre antérieure, avec cette seule différence qu'il est plus commode ici de faire pénétrer l'aiguille par le sommet du lambeau et de la diriger de la muqueuse vaginale vers la muqueuse cervicale; mais le trajet qu'on doit lui faire parcourir est absolument le même.

Ici encore pour pouvoir bien arrondir l'orifice du nouveau col, on aura soin de ramener les parties latérales de l'extrémité du lambeau vers le centre.

Le passage des fils et l'affrontement sont dans leur ensemble beaucoup plus faciles pour la lèvre postérieure que pour la lèvre antérieure. Est-ce parce que la lèvre postérieure est réellement plus abordable, étant plus rapprochée de la fourchette périnéale? Ou est-ce plus simplement parce que la lèvre antérieure ayant en grande partie disparu, le chirurgien opère plus à découvert dans la deuxième partie de l'opération? Nous croyons qu'il y a des deux causes, mais nous ne saurions dire quelle est la part qui revient à chacune, n'ayant jamais vu commencer l'opération par la lèvre postérieure.

§ XII. — Suture des deux lèvres du col sur les parties latérales.

Pour que le col soit complètement formé, il n'y a plus qu'à réunir les deux lèvres séparées l'une de l'autre dans le premier temps de l'opération. Deux points de suture de chaque côté suffisent généralement à cet effet.

Pour faire les deux sutures extrêmes qui doivent se trouver dans les culs-de-sac, il est bon d'attirer le col à droite lorsqu'on suture à gauche, à gauche au contraire lorsqu'on suture à droite.

Les écarteurs peuvent dès lors être enlevés.

Les points de suture faits dans le cours d'opération sont donc au nombre de dix : trois pour la lèvre antérieure, trois pour la lèvre postérieure, et deux pour chacune des deux commissures. C'est là le nombre ordinaire, la disposition type ; mais il n'y a rien d'absolu à ce sujet, et tel col, qui sera de petit volume et dont le lambeau se réclinera bien, sera reformé avec un nombre inférieur de fils ; tel autre qui sera hypertrophié, d'un affrontement difficile nécessitera plus de dix sutures.

Le chirurgien avant de couper les fils et d'abandonner l'utérus dans le vagin, s'assure de la parfaite perméabilité du canal cervical : il peut le faire d'une façon très utile en passant un crayon d'iodoforme qu'il laisse dans la cavité. Puis il sectionne les catguts et laisse l'utérus libre de reprendre sa position normale.

Ensuite on procède à un nouveau rinçage du vagin :

l'index gauche déplisse la muqueuse et dirige le jet dans les culs-de-sac pour bien enlever tous les caillots qui pourraient s'y trouver.

Enfin, le même doigt est promené tout autour du nouveau col et explore les culs-de-sac pour savoir si aucun repli de la muqueuse vaginale n'a été pincé par l'anse d'un fil. La recommandation n'est pas tout à fait inutile: nous avons vu cet accident se produire deux fois.

L'opération aura duré selon les cas de 40 à 45 minutes, quelquefois plus, quelquefois moins. D'ailleurs cette question de durée n'a qu'une importance secondaire: dans une opération aussi méticuleuse que celle-ci le chirurgien ne doit pas se piquer de vitesse, il doit chercher avant tout à faire bien.

§ XIII. — Pansement.

Il est des plus simples: en outre du crayon d'iodoforme dont nous avons déjà parlé, il se borne à deux ou trois tampons de gaze idoformée, ou de ouate hydrophile saupoudrée d'iodoforme. Ces tampons ont la grosseur d'une noix. Sur la vulve on place un gâteau de ouate antiseptique, maintenu par un bandage en T. Cette ouate sera enlevée chaque fois que la malade voudra uriner, et changée dés qu'elle sera souillée. Du reste il est bon, dans les deux ou trois premies jours, de faire uriner la malade avec une sonde qui sera laissée constamment dans une solution boriquée.

Les tampons iodoformés sont laissés trois ou quatre jours en place. Au bout de ce temps on fait des injections vaginales biquotidiennes avec une solution de sublimé a 1/1000ᵉ et dans l'intervalle on replace de nouveaux tampons dans le vagin.

CHAPITRE V

De quelques difficultés que peut présenter l'opération

L'amputation anaplastique du col est une opération
toujours délicate à pratiquer; quelquefois même son
exécution présente de grandes difficultés. Ces difficultés
que nous allons successivement passer en revue, peuvent tenir, à *un faible degré d'abaissement de l'utérus*, à *l'abondance de l'hémorrhagie*, à *la sténose du
canal cervical*, au *peu de développement du col*.

§ I. — Faible degré d'abaissement de l'utérus.

Il ne doit pas être question ici de l'immobilisation de
l'utérus tenant à une lésion inflammatoire des ligaments
larges: nous savons que dans ce cas l'abstention est une
règle dont on ne doit pas se départir. Mais dans certains
cas, quelles qu'en soient les causes, l'utérus ne descend pas
ou ne descend que très peu; que faut-il faire alors? Nous
avouerons que nous sommes bien peu armés contre
une semblable difficulté. Le chirurgien fera ample pro-
vision de patience; il usera dans le cours de l'opération
de mille petits moyens dans le détail desquels nous

ne pouvons entrer ici. Nous en indiquerons cependant quelques-uns.

Les temps de l'opération qui sont d'une exécution difficile, sont surtout le passage des fils et l'affrontement. Nous conseillons de ne pas essayer de faire parcourir aux fils leur trajet d'un seul coup, mais de s'y prendre à deux fois comme nous l'avons indiqué plus haut. On peut essayer des aiguilles de diverses formes. M. Richelot dans un cas difficile tenta de se servir de l'aiguille imaginée par le professeur Trélat pour les fistules vésicales; notre maître ne fut pas du reste très satisfait de cette tentative. La courbure de l'aiguille n'était pas mauvaise pour cet usage, mais l'instrument dans son ensemble était trop faible pour traverser le tissu utérin. Pour charger l'aiguille de Reverdin après qu'elle a traversé les tissus, on peut adapter l'anse de catgut à l'extrémité d'une pince à forcipressure.

Mais, encore une fois, nous ne pouvons ici indiquer tous les moyens dont usera un chirurgien.

§ II. — Hémorrhagie abondante.

L'hémorrhagie qui accompagne les diverses sections du tissu utérin est généralement négligeable; quelquefois cependant elle se produit avec une telle abondance qu'elle gêne l'opérateur et affaiblit la malade.

Disons tout d'abord qu'il existe pour prévenir cette complication un moyen le plus souvent efficace: ce moyen qui est des plus simples, consiste à faire, dans les deux ou trois jours qui précèdent l'opération, des injections vaginales chaudes, aussi chaudes que peut les supporter la malade (Courty). Il sera surtout indiqué d'agir ainsi toutes les fois que l'état congestionné du col fait craindre un écoulement de sang abondant. Enfin, pour éviter d'avoir à opérer sur un col physiologiquement congestionné, il sera bon de ne pas choisir pour l'intervention un moment trop rapproché des époques menstruelles.

Mais supposons que toutes ces précautions ont été prises et que cependant l'hémorrhagie se produise : quels sont les procédés dont pourra user le chirurgien pour lutter contre cet accident? Nous allons les indiquer par ordre de gravité.

Si l'hémorrhagie est en nappe, il faut d'abord essayer de l'arrêter en exerçant un tamponnement momentané avec une éponge ou un tampon de ouate; on peut encore essayer d'une injection vaginale très chaude, et surtout d'eau phéniquée à 1/20°. Presque toujours l'écoulement sanguin s'arrête ou diminue suffisamment pour permettre à l'opérateur de replier le lambeau et de serrer les sutures : et l'on sait que la constriction des fils suffit à elle seule, en adossant exactement les surfaces, pour faire cesser l'hémorrhagie.

Si c'est par un petit vaisseau que se fait l'hémorrhagie, il faut le lier au catgut soit après l'avoir pris avec une pince à forcipressure, soit après l'avoir englobé avec un ténaculum dans une petite masse de tissu utérin. Il est extrêmement rare d'ailleurs qu'en opérant dans la portion intra-vaginale du col, on soit exposé à léser un vaisseau important.

Emmet se sert, pour pratiquer son opération de la trachélorrhaphie, d'un petit anneau en caoutchouc, placé aussi haut que le permet l'insertion des culs-de-sac et comprimant par son élasticité la racine du col. Mais cet anneau, dont l'usage est aussi conseillé par Hégar et Kaltenbach et bien d'autres gynécologistes, aurait dans l'opération de Schrœder le grand inconvénient d'oblité-rer la lumière du canal cervical, ce qui rendrait le passage des sutures très difficile.

Enfin nous donnerons, surtout à titre de renseignement bibliographique, un dernier procédé d'hémostase, c'est la ligature temporaire des artères utérines d'après la méthode Schrœder-Martin. Ces chirurgiens n'ont jamais, croyons-nous, employé cette ligature dans le cours d'une opération pratiquée sur la partie vaginale du col; ils la réservent pour l'amputation supra-vaginale, alors que, dépassant le col, le bistouri peut blesser les coronaires utérines; cependant comme quelques auteurs, très rares il est vrai, la conseillent dans quelques cas de trachélor-rhaphie, nous la mentionnons ici. Voici en quels termes elle est décrite par M. Chéron : « L'utérus étant abaissé,
« le col est dirigé à droite quand on place la ligature
« dans le cul-de-sac gauche, à gauche quand on place
« la ligature dans le cul-de-sac droit. Une aiguille
« courbe armée d'un fort fil de soie est ainsi introduite
« dans chacun des culs-de-sac à un centimètre au moins
« du col, pour éviter de blesser les uretères, traverse la base
« du ligament large et vient ressortir après avoir embrassé
« l'artère utérine dans sa concavité. Le fil de soie est
« alors fortement serré sur la muqueuse vaginale et

« l'hémostase est assurée. Après l'opération on n'aura
« qu'à enlever les deux fils de soie..... En tenant l'aiguille
« à un centimètre du museau de tanche ; en l'éloignant
« également du cul-de-sac antérieur on est sûr de ne
« pas blesser les uretères ».

Dans la pratique nous rejetons à peu près absolument
cette façon d'agir : d'une part la ligature n'est pas sans
danger, car on risque de blesser des organes importants ;
d'autre part puisque les utérines s'anastomosent à plein
canal avec les utéro-ovariennes, est-on sûr d'obtenir une
hémostase complète ?

§ III. — Sténose du canal cervical.

Nous avons négligé, à dessein, de parler de la dilatation préalable du col de l'utérus, lorsque nous avons indiqué les soins à donner à la malade avant l'opération ;
nous nous proposions d'y revenir plus utilement en par-
lant des difficultés que crée le rétrécissement du canal
cervical, et de démontrer à cet endroit de notre travail
que la dilatation préalable est des plus utiles, sinon indispensable. Et d'abord n'est-elle pas nécessaire pour pratiquer le curettage qui le plus souvent précède l'amputation anaplastique.

Mais, pour le moment, n'envisageons la sténose du
canal cervical que comme venant rendre plus difficile
l'opération de Schrœder. N'est-il pas hors de doute que
l'aiguille ayant pénétré dans le tissu utérin par le point F
(schéma n° 2), ne sera ramenée qu'à grand'peine vers

le lambeau si l'orifice du canal est trop étroit; quelquefois même l'aiguille de Reverdin, si elle n'est pas plus forte ou plus courbe qu'à l'ordinaire se brisera dans cette tentative. Il est vrai qu'on peut passer chacun des fils en deux fois, mais c'est compliquer l'opération alors qu'il est si facile de la simplifier par la dilatation du col.

Nous n'avons pas l'intention de décrire ici tous les procédés qui ont été mis en usage pour dilater le col; de passer successivement en revue les dilatateurs formés de substances qui absorbent facilement les liquides et susceptibles de changer de volume (éponge préparée, tiges de laminaria, de tupelo, de gentiane), les divers dilatateurs mécaniques à deux ou plusieurs branches (dilatateur de Schultze, divulseur de Sims...), les différentes espèces de bougies solides de calibre invariable. La description de ces substances ou de ces instruments, leur histoire et leurs applications thérapeutiques se trouvent dans tous les traités des maladies des femmes et notamment dans l'excellent manuel de gynécologie opératoire d'Hégar et Kaltenbach. Nous exposerons seulement le procédé que notre excellent maître M. Richelot a toujours employé avec succès et sans le moindre mécompte.

Trois jours avant l'opération, on place une tige de laminaire, qui aura séjourné suffisamment longtemps dans l'éther iodoformé; le lendemain cette tige est enlevée et remplacée par une deuxième qui sera un peu plus grosse. La veille de l'opération cette deuxième tige est enlevée, mais n'est pas remplacée. Le passage de ces diverses tiges sera fait le plus antiseptiquement possible, au moment où on pratiquera les injections vaginales que nous avons conseillées.

Immédiatement avant l'opération, au moment où l'utérus est abaissé, on complète la dilatation soit au moyen du divulseur à trois branches de Sims, soit plutôt au moyen des bougies cylindriques en gomme durcie de Hégar.

On obtient ainsi un orifice bien suffisamment dilaté pour permettre d'abord le passage de la curette ou de l'écouvillon et de la sonde utérine, pour faciliter ensuite l'exécution de l'amputation anaplastique.

Nous ajouterons que les tiges de laminaria ont sur l'éponge préparée l'avantage de dilater toujours l'orifice interne (Hégar). En outre elles se désagrègent moins facilement et ne détachent l'épithélium du canal cervical qu'après un plus long temps (Haussmann). Par contre, elles seraient légèrement caustiques et d'autant plus qu'elles sont plus fraîches (Cohn).

Cependant nous n'avons jamais remarqué d'accidents, sur plus de cent cinquante laminaires passées en neuf mois environ à l'hôpital Tenon.

§ IV. — Peu de développement du col.

« L'opération de Schrœder, dit M. Chéron, est diffi-
« cile surtout lorsque le col est peu hypertrophié, car
« alors il faut une certaine habileté pour effectuer un
« retournement correct des lambeaux. Dans les cas assez
« fréquents, où le museau de tanche est court, faisant
« une faible saillie dans le vagin, je considère l'opération

« de Schrœder comme contre-indiquée, au moins pour
« le gynécologiste qui n'a pas fait son éducation spéciale
« par un grand nombre d'excisions pratiquées dans de
« meilleures conditions. »

Que l'opération soit plus difficile dans ces cas, nous
l'accordons volontiers, mais nous ne saurions dire qu'elle
est contre-indiquée. Nous allons, du reste, décrire une
légère modification dans le tracé des lambeaux qui ren-
dra leur retournement très facile.

Dans la description de l'opération type nous avons dit
que les tissus excisés dans chaque lèvre avaient grossièrement la forme d'un demi-tronc de cône, dont la grande
base serait sur la surface vaginale du museau de tanche,
et dont la petite base regarderait le corps de l'utérus. Eh
bien, lorsqu'on se trouve en présence d'un col peu développé il n'y a qu'à renverser les rôles, mettre la petite
base à la surface vaginale et la grande base dans la profondeur. Pour cela il suffit de faire l'incision transversale
A B aussi profonde que possible et de lui faire sectionner
le tissu utérin en pénétrant perpendiculairement à l'axe
du col ; l'incision marginale D C au contraire côtoie
d'aussi près que possible la pseudo-ulcération. Dès lors
le bistouri ne doit plus pour joindre les deux incisions
se diriger vers la muqueuse cervicale, il doit au contraire
s'en éloigner légèrement. Il est facile de voir qu'avec
une excision faite de cette façon le retournement devient
très simple.

Nous résumerons tout cela en disant que l'évidement
de la lèvre doit être d'autant plus étendu que le col est
plus petit.

CHAPITRE VI

Résultats de l'amputation anaplastique du col.

Avant d'exposer les résultats éloignés de l'opération, il n'est pas inutile de dire quelles en sont les suites immédiates.

Ces suites sont des plus simples : le premier malaise passé — malaise qui doit être attribué au chloroforme — la malade n'éprouve le plus souvent aucun symptôme fâcheux qui puisse être mis sur le compte de l'opération.

La température s'élèvera peut-être les premiers jours de quelques 10ᵉˢ de degré, d'un degré même — et encore cette élévation est-elle loin d'être constante — mais la courbe de température ne tardera pas à descendre, et il sera bien rare de voir le 3ᵉ jour le thermomètre marquer plus de 37°.

Du 4ᵉ au 6ᵉ jour les tampons sont enlevés : ils sont le plus souvent rouges, comme le sont des pièces de pansement, qui ont baigné pendant quelques temps dans de la sérosité sanguine. Sans pratiquer d'examen, on fait deux fois par jour et le plus doucement possible pour ne pas déranger les sutures des injections vaginales au sublimé : le liquide revient très clair. Entre les injections on laisse un tampon à demeure dans le vagin.

Il n'est pas rare d'observer dans les quelques jours qui suivent l'opération une apparition prématurée des règles; cet accident d'ailleurs n'a pas grande importance et ne trouble en rien la cicatrisation de la plaie.

Dans quelques cas, surtout chez les femmes qui sont nerveuses on peut voir survenir quelques troubles sensitifs ou moteurs d'ordre réflexe (obs. III). Ces troubles sont du] reste très passagers et no présentent aucune gravité.

Ainsi, dans la majorité des cas, tout se passe le plus simplement possible : mais il peut ne pas en être toujours de même. Nous n'avons jamais observé de complications graves: il est vraisemblable cependant qu'on peut voir apparaître des accidents redoutables à la suite de l'opération de Schrœder comme après toute opération sur l'utérus, si les précautions antiseptiques n'ont pas été rigoureusement prises. Aussi, dans la crainte qu'il ne se soit produit par mégarde quelque faute contre l'antisepsie, faudra-t-il surveiller la malade de très près ; prendre régulièrement sa température ; s'assurer du nombre de ses pulsations ; s'enquérir des moindres phénomènes qu'elle peut présenter et surtout savoir si son ventre est douloureux à la pression. Au moindre signe d'infection on n'hésitera pas à pratiquer un véritable lavage des cavités vaginale et utérine au moyen d'injections de sublimé.

Une fois il nous a été donné d'observer un peu de météorisme abdominal qui disparut complètement par l'administration de 30 gr. de sulfate de magnésie.

Dans une autre circonstance il se produisit une demi-heure environ après l'opération une hémorrhagie assez abondante, dont les injections très chaudes et le tamponnement vaginal eurent facilement raison du reste.

Du 10° au 12° jour la malade se lève et peut marcher. Et de ce jour on peut noter la non existence des pertes, et la cessation, ou tout au moins la grande atténuation des douleurs. Dans presque toutes les observations on peut lire : plus de pertes, plus de douleurs ; mais il est un fait qui nous a vivement frappé et sur lequel nous voulons insister. La jeune L...... L......, qui fait l'objet de l'obs. VIII, arriva à l'hôpital courbée en deux et se trainant plutôt qu'elle ne marchait : elle n'avait supporté, qu'au prix des plus vives souffrances, les cahotements de la voiture qui l'avait amenée. Le repos et le curettage, qui fut pratiqué en premier lieu, ne produisirent qu'une légère amélioration ; mais à la suite de l'opération de Schrœder, qui fut pratiquée par notre maître, M. Richelot, les douleurs disparurent complétement.

Il est du reste digne de remarque que l'amputation anaplastique du col parait surtout être efficace contre la douleur. Dans des examens pratiqués un mois, deux mois après, on peut, comme nous le verrons, rencontrer encore un écoulement, léger il est vrai, et un défaut de cicatrisation des lambeaux sur un point plus ou moins étendu, mais on noté presque toujours que les douleurs n'existent plus, quelquefois, mais plus rarement, qu'elles se montrent encore, à un degré trop faible toutefois pour inquiéter la malade.

A un premier examen au spéculum, vers le 12e jour, on trouve un col de forme générale régulière, mais présentant sur ses deux lèvres de petites saillies mamelonnées, circonscrites par des incisures radiées. Ces incisures sont dues à la pression des catguts. Ces derniers sont presque toujours résorbés à ce moment-là ; cependant on peut dans quelques cas en trouver encore quelques-uns. La cicatrisation n'est presque jamais complète : on trouve tantôt un simple point, tantôt une ligne plus ou moins étendue, qui sont encore avivés. Mais ces surfaces avivées n'ont rien de commun avec les pseudo-ulcérations qui existaient avant l'opération : elles sont de très bon aspect. L'orifice présente une ouverture normale et l'hystéromètre pénètre facilement et sans douleurs dans la cavité utérine.

Dans un cas (obs. VII), M. Richelot trouva, à un examen pratiqué le 15e jour, une désunion de la lèvre antérieure, due à ce que les fils n'avaient pas tenu. Notre excellent maître fit un tamponnement léger du vagin de façon à aider à l'adossement des surfaces avivées ; et 8 jours après la réunion était faite en grande partie ; 15 jours après elle était complète.

On garde encore la malade en surveillance pendant deux ou trois jours, puis on la renvoie de l'hôpital. On peut la laisser reprendre ses occupations, tout en lui conseillant cependant de ne pas trop se fatiguer au début. On peut même lui permettre les rapports sexuels, à la condition qu'elle ne se livre pas à des excès. On doit lui recommander de faire chaque jour des injections vaginales à titre de propreté.

Au bout d'un mois ou deux la malade est généralement très contente de son sort : elle a eu ses règles — si o"e ne les avait déjà eues auparavant — et ces règles normales comme durée et comme abondance n'ont pas déterminé de douleurs. Elle n'a pas perdu en blanc, ou du moins, si elle a perdu encore, ces pertes ont été insignifiantes relativement à ce qu'elles étaient avant l'opération. Au toucher le col est petit, régulier, limité par des culs-de-sac peu profonds : il n'est pas douloureux. L'orifice n'est pas béant : il est transversal mais bien limité par les commissures latérales. Au spéculum le col paraît bien reformé, présentant encore quelques très légères dépressions radiées. La cicatrisation peut ne pas être absolument terminée : mais les points rosés, qui persistent, n'ont rien de commun, encore une fois, avec les pseudo-ulcérations dues à la métrite cervicale. Ce sont de petits points encore avivés, de véritables ulcérations dont les caustiques légers ont facilement raison. Un simple badigeonnage à la teinture d'iode, un léger attouchement au nitrate d'argent ou avec un petit tampon imbibé d'acide chromique mais bien exprimé, amènent en effet leur cicatrisation (obs. III et X).

L'observation XVIII qui est déjà si intéressante en ce qu'elle nous démontre la nécessité de combiner dans certains cas le curettage et l'opération de Schrœder, renferme encore une autre particularité. Comme l'ulcération de la lèvre postérieure était très étendue il fut nécessaire d'exciser très largement cette lèvre, et le lambeau, au moment de l'affrontement, attira légèrement la paroi vaginale elle-même vers le canal cervical.

Il en est résulté une sorte de bride assez solide, dépendant du vagin, que l'on sent avec le doigt immédiatement en avant de la lèvre postérieure. On peut se demander quelles seraient les conséquences de cette bride dans un accouchement ultérieur, et il faut être prévenu contre la possibilité d'une semblable complication.

Si nous voulons maintenant résumer les résultats de l'amputation anaplastique du col dans la métrite cervicale, nous dirons qu'elle amène la guérison complète et durable si elle a été pratiquée d'après les indications et les contre-indications que nous avons exposées ; qu'elle fait disparaître notamment la leucorrhée abondante ; qu'elle amène « toujours une atténuation marquée, rapide et définitive des douleurs » (Schwarz, de Halle), très souvent une cessation complète. Enfin elle laisse un col, moins développé qu'à l'état normal, mais très convenable cependant.

Les observations nous manquent pour dire quelles sont les conséquences de l'opération de Schrœder au point de vue de la conception et de l'accouchement, mais nous ne voyons pas pourquoi une femme qui a un col et un canal cervical perméables ne concevrait pas et n'accoucherait pas, puisque celles qui ont subi une amputation totale du col peuvent concevoir et accoucher (21 observ. de C.-J. Müller).

Les raisons de ces excellents résultats nous paraissent résider surtout dans l'excision de · la muqueuse altérée et présentant un grand développement de son système glandulaire ; dans le remplacement de la muqueuse ma-

Ch.   5

lade par une muqueuse saine, et la reconstitution d'un col; enfin « dans le mouvement intense d'involution « consécutif à l'intervention et qui s'étend à la totalité « de l'organe » (Schwarz, de Halle).

CHAPITRE VII

Comparaison du procédé de Schrœder et des autres méthodes de traitement dirigées contre la métrite cervicale chronique.

La métrite chronique du col, à cause de sa persistance, a toujours préoccupé les gynécologistes ; aussi ont-ils imaginé contre elle un grand nombre de traitements. Nous ne pouvons les exposer tous ici, cela nous mènerait trop loin ; mais nous voulons essayer de décrire brièvement ceux qui ont été dirigés contre les cas invétérés, nous voulons les comparer au point de vue du manuel opératoire, des conséquences et des résultats avec l'opération de Schrœder.

A un moment où on croyait que l'inflammation est tout dans la métrite cervicale, on pratiqua les émissions sanguines locales : nous n'insisterons pas sur cette méthode qui, si elle a donné de bons résultats, n'a pu le faire qu'au début de la lésion ; elle ne saurait, en effet, rendre ses propriétés antérieures à une muqueuse dont la structure est altérée.

Dès le début on a essayé de modifier ce qu'on croyait être une ulcération par les caustiques légers ou les astringents ; dans la suite on a voulu détruire complétement les tissus malades soit à l'aide de caustiques énergiques, soit au moyen du fer rouge, du thermo-cautère ou du galvano-cautère, soit plus simplement par le grattage avec la curette ; quelques auteurs se sont surtout attachés à restaurer le col. Enfin l'amputation totale du col, a même été conseillée.

Nous parlerons successivement de l'action des caustiques, des divers modes d'emploi du thermo-cautère et du galvano-cautère, du grattage de la muqueuse, de l'opération d'Emmet et de l'amputation totale du col.

§ I. — Des caustiques.

Les caustiques sont divisés en deux classes, les cathérétiques et les escharotiques.

Parmi les premiers ceux qui ont été le plus souvent employés sont la teinture d'iode pure, l'acide pyroligneux auquel on ajoute 3 ou 4 0/0 d'acide phénique, la solution de perchlorure de fer marquant 30°, la solution saturée de chlorate de potasse, la solution de nitrate d'argent à 1/30 ou plus simplement le crayon de nitrate d'argent que l'on promène sur l'ulcération. Mais l'action qu'exercent ces substances est trop faible, plutôt astringente que caustique, et, si elles modifient légèrement l'écoulement leucorrhéique, il est incontestable qu'elles ne peuvent, même par un usage prolongé, amener une guérison complète et durable. Quelques gynécologistes, et des plus éminents, ont dit que ces caustiques légers, employés journellement et pendant longtemps produisent la transformation de l'épithélium cylindrique en épithélium pavimenteux. Mais les altérations sous-épithéliales de la muqueuse, l'hypertrophie des glandes et des papilles, que deviennent-elles ? Elles ne retirent de ce mode de traitement qu'un bénéfice passager. Aussi Schrœder, qui cependant est grand partisan, dans les cas légers, de l'un de ces cathérétiques (l'acide pyroligneux additionné d'acide phénique) conseille-t-il de recourir à des moyens plus énergiques, lorsque « l'élément glandulaire de la « muqueuse cervicale 'est le siège de végétations exu- « bérantes ».

Les escharotiques sont beaucoup plus actifs, et quelques-uns peuvent désorganiser les tissus malades dans leur totalité ; mais ils présentent de graves dangers, que le médecin le plus habile et le plus prudent ne peut pas toujours prévenir. Les uns sont employés à l'état liquide : nitrate acide de mercure, acides minéraux (nitrique, sulfurique, chlorhydrique, chromique) purs ou mélangés avec de l'eau en proportions variables, chlorure de zinc. D'autres servent à l'état solide : caustique Filhos, pâte de Vienne, pâte de Canquoin, crayon de nitrate d'argent qu'on laisse fondre sur place.

Les escharotiques liquides sont surtout dangereux, et leur action est jugée très sévèrement par Courty : « Quelque précaution qu'on emploie, les caustiques « liquides auront toujours deux graves inconvénients : « 1° il est difficile de préciser la profondeur à laquelle « ils agissent ; 2° il est plus difficile encore de les empê- « cher de couler au-dessous du point d'application et « d'avoir la certitude que les surfaces saines échappe-

« ront à leur action, Aussi ai-je à peu près renoncé à
« les employer ».

Les observations cliniques ne manquent point pour
justifier cette appréciation : on a cité de nombreux cas
d'atrésie complète du canal cervical à la suite de l'emploi
de ces caustiques, et notamment de l'acide nitrique, qui
cependant, d'après quelques auteurs, exposerait moins
que les autres à un semblable accident. Mais ces complications locales ne sont pas les seules que les auteurs
aient notées, et, dans l'emploi trop large de quelques-
unes de ces substances, on a pu observer des troubles
généraux assez graves. La stomatite mercurielle n'est
pas extrêmement rare à la suite des cautérisations au
nitrate acide de mercure (Chomel, Aran, Hardy, Courty),
et l'acide chromique a produit quelquefois des phénomènes d'intoxication tels, que Schrœder et Mundé le
proscrivent complétement.

Au prix de ces dangers peut-on du moins obtenir toujours une guérison complète du catarrhe invétéré ? Malheureusement non, et bien souvent la destruction des
tissus est poussée trop avant sur un point, tandis qu'elle
n'atteint même pas toute la muqueuse malade sur un
point voisin. Schrœder dit que l'acide nitrique fumant,
qui compte parmi les plus énergiques cependant, ne parvient pas à suspendre ces catarrhes compliqués d'hypertrophie glandulaire.

En somme donc « ces moyens (cathérétiques et escha-
« rotiques) longs et incertains dans leurs résultats, peu-
« vent déterminer des poussées de périmétrite et de
« lymphangite péri-utérine » (Bouilly), sans compter les

autres accidents locaux et généraux dont nous avons parlé.

De plus à supposer qu'ils soient efficaces et non dangereux, les caustiques auraient encore sur l'opération de Schrœder, le grand désavantage de ne pas remplacer la muqueuse détruite et de laisser au fond du vagin une plaie longue à se cicatriser.

Toutefois, dans les cas où toute intervention opératoire est énergiquement refusée par une malade pusillanime, on pourra user avec avantage des escharotiques solides et notamment du caustique Filhos.

Le caustique Filhos ou caustique de Vienne solidifié, possède l'avantage de pouvoir être taillé et de pouvoir être approprié exactement aux surfaces qui doivent être cautérisées; il produit une eschare dont on peut modérer ou augmenter la profondeur par la durée d'application (une à deux minutes en général) escharre molle qui, après sa chute, laisse une surface rouge, bourgeonnante, de très bon aspect, et ayant les plus grandes tendances à la cicatrisation. Après trois ou quatre cautérisations, espacées de 15 jours l'une de l'autre, qui permettent de « sculpter » pour ainsi dire le col, on parvient à détruire les tissus malades dans leur totalité. La cicatrisation terminée l'orifice cervico-utérin a repris ses dimensions normales, et le col peut même assez souvent présenter l'aspect d'un col de nullipare (Richelot père. *Union méd.*, 1883).

Mais ce n'est là qu'une ressource, très précieuse cependant, dont on n'usera que si la malade refuse une opération qui permette d'obtenir la cicatrisation par première intention.

§ II. — Fer rouge.

Le fer rouge a joui et jouit encore d'une grande vogue dans le traitement des affections utérines. Autrefois on employait les cautères ; depuis l'invention du Dr Paquelin on ne se sert plus guère que du thermo-cautère qui a moins de rayonnement et qui peut « au gré de l'opé- « rateur, parcourir toute la gamme des températures « depuis le rouge sombre jusqu'au rouge blanc et réci- « proquement ».

Le mode d'emploi du fer rouge est variable : quelques auteurs font de l'ignipuncture sur les lèvres du col ; d'autres pratiquent un véritable évidement des deux lèvres ; enfin il en est qui cherchent à obtenir la destruction de la pseudo-ulcération et même de la muqueuse cervicale altérée.

« Dans les cas d'hyperphasie simple de la portion va- « ginale, quand il n'y a pas d'érosion, on a récemment « recommandé l'emploi du fer rouge, sous forme d'igni- « puncture. Nous ne saurions nier qu'on obtienne par ce « procédé une rapide régression, mais nous avons d'autres « moyens qui nous permettent de réussir aussi bien » (Hégar et Kaltenbach).

L'ignipuncture d'ailleurs est dirigée contre l'hyperplasie qui n'est le plus souvent que secondaire, et ne s'adresse point au catarrhe cervical rebelle qui est la lésion primitive. Il est possible cependant que sous l'influence de ce traitement et grâce à la révulsion qu'il détermine, la malade ait moins de pertes et souffre moins, mais le soulagement ne pourra jamais être que passager, précisément à cause de la persistance de la lésion primitive.

Le même reproche peut être adressé au procédé de Schwarz (de Halle) qui cependant est bien plus énergique. Ce procédé, que son auteur dénomme la « cautérisation « cunéiforme et térébrante de la portion vaginale », consiste à enlever sur chacune des deux lèvres, à l'aide du thermo-cautère, une portion de tissu ayant les dimensions suivantes : hauteur et largeur de 1/2 à 2 centimètres ; épaisseur à la base de 1/2 à 1 centimètre. Ces fragments doivent du reste être en rapport avec le degré de l'hypertrophie. D'ailleurs Scharwz lui-même est partisan de l'excision sanglante et ce n'est qu'alors seulement qu'il ne peut pas la pratiquer, qu'il évide le col au thermo-cautère ; il ne cherche dans ces cas qu'à « dimi- « nuer la vascularisation excessive, pathologique de la « matrice et obtenir ainsi la diminution du volume de « l'utérus ».

L'évidement, tel que le fait le professeur Laroyenne, est un peu différent : « La lèvre antérieure est légère- « ment tendue et on porte sur elle le couteau chauffé à « blanc. Son tranchant, dirigé en bas et en arrière, sec- « tionne de la portion manifestement altérée, hypertro- « phiée ou cicatricielle, une épaisseur qui varie de 3 à « 4 millimètres à 1 centimètre 1/2. On agit de même pour « la lèvre postérieure, le tranchant cheminant alors en « haut et en arrière. Si les lèvres à réséquer sont trop « proéminentes, on les libère par une section bilatérale « des commissures, toujours à l'aide du thermo-cautère,

« afin de pouvoir enlever chacune d'elles isolément ».

Mais, si on s'en tient à la lettre de cette description, n'est-ce pas là la première partie de l'opération de Schrœder, c'est-à-dire l'évidement sans anaplastie ? L'évidement pratiqué au fond du vagin avec le thermo-cautère qui produit une fumée plus gênante pour l'opé-rateur que l'hémorrhagie ? L'évidement suivi d'une cica-trisation par seconde intention avec tous ses ennuis ?

Il nous serait facile de puiser dans divers traités ou mémoires de gynécologie des arguments contre ce mode d'emploi du fer rouge, mais nous aimons mieux les em-prunter à Schwartz et Laroyenne eux-mêmes. Schwarz, en effet, nous dit qu'on ne peut « par exemple supprimer « ni une portion considérable de la muqueuse érodée « et ulcérée, ni tout le tissu morbide comme dans l'ex-« cision sanglante, si l'on ne veut pas courir le risque « de produire des sténoses cicatricielles du museau de « tanche ».

Et le professeur Laroyenne ajoute après la description de son procédé : « A la suite de l'amputation au fer rouge « on peut voir survenir l'occlusion plus ou moins complète « du col. Assurément ce n'est pas là un accident grave ; « on y remédie facilement par une incision bilatérale ; « mais combien il est désagréable de revenir au bout « de quelques mois sur une opération que la malade « croyait définitive ! »

Aussi pour éviter « ce désagrément », conseille-t-il de ne sectionner la cavité cervicale « qu'en un point, où le « conduit, grâce à l'éversion, soit assez large pour éviter « ce rapprochement ». Mais alors ce n'est même plus la première partie de l'opération de Schrœder, puisque le chirurgien est condamné à ne pas toucher avec le fer rouge la muqueuse endo-cervicale malade.

Il est vrai que tous les défenseurs du cautère actuel, ne partagent pas les mêmes craintes. Courty n'hésitait pas à détruire une « portion » de la muqueuse cervicale, ayant « vu revenir à l'hôpital des malades qui, après « avoir été brûlées au fer rouge, non seulement extra « mais intus pour des granulations fongueuses, n'avaient « pas cessé d'être menstruées régulièrement et présen- « taient au cathétérisme des dimensions normales du « canal cervico-utérin et de ses orifices ».

Nous pourrions objecter que, d'après les lésions histologiques que nous connaissons, ce n'est pas une portion de la muqueuse qu'on devrait enlever dans les cas de métrite rebelle, mais toute la muqueuse et une partie du tissu utérin sous-jacent. Et alors ces accidents, que des gynécologistes, partisans cependant du fer rouge, redoutent pour une intervention moins radicale, auraient de bien plus grandes chances de se produire. Nous pourrions ajouter que le fer rouge provoque des troubles du côté des annexes de l'utérus, ou même du côté de la vessie, que son emploi est souvent sans effet lorsque l'érosion repose sur un fond induré (Hégaret Kaltenbach). Mais nous en avons assez dit, croyons-nous, pour montrer que dans la métrite cervicale invétérée la médication ignée est ou insuffisante ou dangereuse.

§ III. — Galvano-cautère.

On s'est servi du galvano-cautère soit pour amputer le col dans sa totalité au moyen de l'anse galvanique, soit pour détruire la muqueuse cervicale à l'aide d'instruments appropriés. Nous rapprocherons l'amputation du col au galvano-cautère de celle qui est faite au bistouri, et ne parlerons ici que de la destruction de la muqueuse par la galvano-caustic chimique selon le procédé de M. Chéron.

« Cette opération consiste à faire des incisions galva-
« no-thermiques portant en longueur de l'orifice inter-
« ne à l'orifice externe, d'une profondeur variable selon
« l'épaisseur de la muqueuse altérée ; incisions qui doi-
« vent être réparties en séries longitudinales sur toute
« la surface de la cavité du col: face antérieure, face
« postérieure, bords latéraux. Dans le cas de sténose les
« incisions latérales doivent être assez profondes pour
« constituer un véritable débridement ; lorsqu'il n'y a
« point de sténose on se propose seulement de détruire
« la muqueuse. Il suffit pour cela que nos incisions
« soient assez rapprochées les unes des autres pour que
« les bandes longitudinales laissées entre elles soient en-
« globées dans l'eschare qui résulte de toutes ces inci-
« sions ignées. »

Ce procédé a le grave inconvénient de nécessiter un outillage très compliqué : une pile d'abord avec le maniement de laquelle il faut être très familiarisé ; en outre

« un cautère spécial est nécessaire pour la lèvre anté-
« rieure, un autre pour la lèvre postérieure, enfin un
« pour le bord latéral gauche et un autre pour le bord
« latéral droit ». C'est déjà là un grand obstacle à sa gé-
néralisation.

Du reste cette méthode n'est pas à l'abri de toute criti-
que : pour nous, nous ne retriendrons qu'une chose c'est
qu'elle est inférieure à l'amputation anaplastique du col,
puisqu'elle se borne à détruire la muqueuse malade sans
la remplacer par une muqueuse saine, puisqu'elle laisse
dans l'intérieur du canal cervical une large plaie qui
devra cicatriser par seconde intention.

§ IV. — Grattage.

Gaillard Thomas a proposé de racler profondément
avec la curette toute la muqueuse cervicale, et notamment les surfaces ulcérées. On a reproché à ce grattage
d'être parfois très douloureux, mais il est facile de remé-
dier à cet inconvénient par la cocaïne ou le chloroforme ;
malheureusement on peut objecter encore que ce mode
de traitement est le plus souvent infidèle. G. Thomas,
lui-même, dit qu'il est quelquefois utile de répéter l'opération au bout de deux ou trois semaines ; qu'il est rarement nécessaire toutefois de la pratiquer une troisième
fois ; mais cela suffit cependant pour montrer que l'auteur n'a pas une confiance illimitée dans son procédé.

Nous avons entendu dire bien souvent par M. Richelot
que, toutes les fois qu'il avait tenté ce grattage de la

muqueuse du col, il avait éprouvé de grandes difficultés pour la détacher. Et nous avons vu notre maître, M. Reclus, n'obtenir aucune amélioration du grattage d'une ulcération du col, grattage fait précisément à titre d'essai pour savoir ce qu'il y avait de fondé dans les objections qu'on fait à ce mode de traitement. Les prolongements que la muqueuse envoie dans le tissu utérin, suffisent à expliquer cette adhérence de la muqueuse cervicale d'abord, cet insuccès du grattage ensuite.

On peut se demander, il est vrai, comment il se fait que le curettage réussisse dans l'endométrite et soit impuissant contre les ulcérations du col. Est-ce à cause de la différence de structure des deux muqueuses, et notamment de leurs glandes? ou faut-il invoquer la plus ou moins grande participation à la lésion du tissu utérin lui-même? C'est ce que nous ne pouvons dire.

Quoi qu'il en soit l'observation prouve que le grattage de la muqueuse cervicale ne guérit pas la métrite chronique (obs. I), c'est la seule chose que nous ayons voulu constater.

§ V. — Opération d'Emmet.

Avant de commencer nous voulons nous défendre de toute attaque contre l'opération d'Emmet: cette opération est bonne et donne d'excellents résultats, mais à condition qu'elle soit appliquée à bon escient. Nous avouons même que nous n'aurions pas comparé la trachéolorrhaphie à l'opération de Schrœder, si quelques

gynécologistes des plus compétents n'avaient exclusivement conseillé l'opération d'Emmet dans la métrite du
col, et si quelques auteurs n'avaient appelé Schrœder
« le pâle imitateur », « le plagiaire » d'Emmet. Asser-
tion qu'on peut réfuter d'un mot, en disant qu'Emmet
lui-même emploie le procédé dé Schrœder.

Nous allons d'abord essayer de démontrer que, tout
en conservant ses indications, l'opération d'Emmet ne
répond qu'à une partie du traitement de la métrite
chronique du col, et qu'elle ne peut être appliquée seule.

Si nous nous en rapportons à la définition et aux
descriptions, que donnent de cette opération Emmet
lui-même et ses imitateurs, nous voyons qu'elle consiste dans « l'avivement des bords d'une lacération
« ancienne et leur rapprochement par des sutures ». De
cette simple définition nous pouvons déduire à priori
que l'Emmet n'est pas applicable aux métrites du col
sans déchirure et qu'il doit être éliminé du traitement
de toutes les métrites du col des nullipares.

Mais prenons les cas où il existe concurremment une
déchirure du col et de la métrite : comme dans la trachélorrhaphie on n'avive que les parties latérales de deux
lèvres et qu'on laisse la partie médiane intacte, recouverte par la muqueuse, afin que par la suite il n'y ait
pas occlusion de la cavité utérine « tout le monde
« admettra, je pense, que cette opération ne fait que
« cacher la muqueuse enflammée et rendre l'application
« topique des remèdes curatifs plus difficile » (Schrœder).

Du reste, si jamais Emmet a nourri l'espoir, en
suturant les déchirures, de faire disparaître tous les

phénomènes douloureux et d'amener la régression des lésions anatomiques, il est bien revenu aujourd'hui de ses illusions, puisqu'il demande lui-même et très instamment, qu'avant de pratiquer l'opération qui porte son nom on guérisse le catarrhe cervical par un long traitement préparatoire. (Il est vrai que pour lui le « catarrhe cervical est le résultat de la cellulite » ; mais c'est là un point de doctrine qui nous importe peu.) Et il ajoute : sous l'influence de ce traitement préparatoire, dont la durée peut aller de un à quatre mois, « le « catarrhe cervical diminuera ou cessera, à moins que « les follicules n'aient subi la dégénérescence kystique « au point de mettre obstacle au processus réparateur. « Il sera alors nécessaire d'avoir recours à l'amputation « partielle du col ou à l'opération de Schrœder ».

Nous conclurons donc que l'opération d'Emmet, celle qui consiste, essentiellement et uniquement, dans la restauration du col par l'avivement des déchirures et leur rapprochement à l'aide des sutures, n'est pas applicable au traitement de la métrite cervicale, qu'elle doit être réservée pour les cas où une déchirure ancienne *sans amener de lésions anatomiques de la muqueuse* provoque des symptômes douloureux, des déviations utérines, ou des troubles fonctionnels. En un mot on ne peut, on ne doit demander à l'opération d'Emmet, telle que la conçoit son auteur, ajouterons-nous encore, que ce qu'elle est susceptible de donner, à savoir: la restauration du col.

Aussi peut-on se demander comment on a traité Schrœder de plagiaire : ce dernier excise d'abord les

pesanteur dans le bas-ventre, douleur pendant la marche, amaigrissement mais conservation de l'appétit.

25 janvier. Au toucher : col gros, exulcéré. Au spéculum : catarrhe abondant ; cavité : 7 cent. 1/2. L'ulcération pénètre dans la cavité cervicale.

Le corps est un peu volumineux, saillant en avant (soupçon de fibrome sur la paroi antérieure).

Diagnostic : Endométrite du col et probablement du corps dans une certaine mesure.

1er février. Laminaire iodoformée ; le 2, deuxième laminaire ; le 3, troisième laminaire. Douleurs légéres à l'introduction de ces laminaires. Les 4, 5, 6 et 7 février : crayon d'iodoforme dans la cavité cervicale.

Le 8. Curage de la cavité, après dilatation au moyen du divulseur de Sims : la bougie d'Hégar n° 10 passe facilement. Curettage soigné de la cavité cervicale, de l'isthme, de la partie inférieure du corps. Fongosités abondantes. Écouvillonnage et glycérine créosotée. Deux petits tampons iodoformés dans la cavité cervicale, un gros tampon, également iodoformé, dans le vagin. Température du soir, 37°,2. Temp. du lendemain matin, 37°.

A la suite de cette opération les phénomènes douloureux ne disparaissent pas ; l'ulcération ne guérit pas ; nécessité d'une deuxième intervention.

Le 28. Amputation anaplastique du col. Opération ordinaire. Un des catguts de la lèvre antérieure lâche cependant à la fin de l'opération. Suites très simples : toutefois phénomènes de cystite du col (fréquence de la miction et douleurs) qui d'ailleurs avaient déjà paru à la suite de la première opération.

13 mars. Cicatrisation à peu près complète sauf à la lèvre postérieure, où l'on voit un point non cicatrisé. Cathétérisme utérin très facile. Instillations au nitrate d'argent contre la cystite. La malade quitte l'hôpital.

Après la sortie les phénomènes de cystite disparaissent en une quinzaine.

La malade n'a pas été revue depuis, mais sa sœur qui est venue à deux reprises, en avril et en juin, faire un séjour dans le service nous dit que B..., Alice ne perd plus et ne souffre plus.

OBSERVATION II (PERSONNELLE)

B..., Madeleine, âgée de 19 ans, entre le 18 février 1883, à l'hôpital Tenon, service de M. Richelot, salle Richard Wallace, n° 20.

Réglée à 12 ans, mois réguliers mais peu abondants ; pertes blanches. Elle a accouché il y a quinze mois et a toujours souffert dans le bas-ventre depuis lors : elle s'était levée 7 jours après l'accouchement.

Elle se plaint de douleurs légères dans le ventre, de douleurs très vives au contraire dans les reins (elle marchait pliée en deux en venant à l'hôpital).

Au toucher : col un peu volumineux et allongé, fente transversale.

Au spéculum : Érosions des deux lèvres paraissant pénétrer dans la cavité cervicale. Cavité 8 centimètres.

Diagnostic. — Métrite ulcéreuse du col avec allongement hypertrophique. Indication : amputation anaplastique du col.

23 février. Opération. Elle est un peu laborieuse à cause de la sténose du canal cervical qui n'avait pas été dilaté, et à cause de l'écoulement de sang qui est assez abondant. Suture au catgut : trois fils sur chaque lèvre et deux de chaque côté.

Pas d'élévation de température. Pas d'accidents.

13 mars. Col petit, lèvres parfaitement formées, une petite surface de la lèvre postérieure reste à cicatriser. Plus de pertes blanches. Cathétérisme intra-utérin très facile : *Sicut in butyrum.*

Le 19. Sortie de l'hôpital. Depuis deux jours la malade dit

avoir de nouveau quelque peu de pertes blanches, d'ailleurs elle ne souffre plus.

OBSERVATION III (PERSONNELLE)

S..., Anna, âgée de 31 ans, repasseuse, entre le 1ᵉʳ mars 1888 dans le service de M. Richelot, salle Richard Wallace, n° 5, venant du service de M. Landouzy.

Elle n'a jamais été malade; une grossesse normale à 20 ans, suivie d'un accouchement naturel.

Elle se trouve malade depuis le 13 octobre 1887 et se plaint notamment de douleurs dans le ventre. A maintes reprises ces douleurs l'ont obligée à s'aliter. Pertes blanches. Règles très abondantes.

Cette malade est très nerveuse, et herpétique ; quelques jours après son entrée salle Richard Wallace elle a eu une très forte angine herpétique.

Col très granuleux, peu volumineux. Les deux lèvres sont couvertes de granulations blanches analogues à de l'herpès ; pas d'ulcération.

Cavité 6 cent. 1/2.

Indication : Amputation anaplastique du col.

Antisepsie préparatoire : deux injections au sublimé par jour.

21 mars. Opération. L'utérus descend assez facilement. Dilatation extemporanée avec le divulseur de Sims. Sutures au catgut ; trois points sur la lèvre antérieure, trois sur la postérieure et deux sur chacune des commissures.

Crayon et tampons iodoformés.

Suites de l'opération. Température : le 21, S. 37°. Le 22, M. 37°,1. S. 37°. Le 23, M. 37°,2 ; S. 37°,2. Le 24, M. 36°,8 ; S. 37°,1. Le 25, M. 37°,1 ; S. 37°,6. Le 26, M. 37,6 ; S. 37°,8. Le 27, M. 37°,1 ; S. 37°,3.

Le jour même de l'opération et surtout le lendemain et les jours suivants la malade se plaint « d'impatiences » dans les jambes et surtout dans la jambe droite. En outre il lui est impossible de remuer le membre inférieur droit sous peine de douleurs très vives. Cela dure jusqu'au 27 mars.

Le 25 et le 26. Bronchite avec quelques dixièmes de degré d'élévation de température.

Le 29. Enlèvement des tampons : injections au sublimé qui ressortent propres.

5 avril. Au spéculum : petite quantité de mucus glaireux. Cicatrisation complète. L'orifice est très perméable. Le cul-de-sac gauche n'existe plus.

Le 9. La malade sort, plus de pertes, plus de douleurs.

Le 25. La malade, sortie du Vésinet la veille, vient à la consultation de gynécologie : elle avoue qu'elle a repris les rapports sexuels et qu'ils ne provoquent pas de douleurs. Elle affirme du reste qu'elle ne souffre plus du tout.

Au spéculum : petite surface linéaire vive au niveau de la cicatrice ; un peu de catarrhe muco-purulent qui paraît venir du col seulement. Cavité 6 cent. 1/2. Cathétérisme très facile. Tampons et crayon iodoformés.

2 mai. La partie avivée n'est pas encore cicatrisée : elle est touchée avec la teinture d'iode. Crayon et tampons iodoformés.

20 juin. La malade revient à la consultation disant que ses règles ont été très douloureuses et qu'elle a souffert encore après pendant une dizaine de jours, depuis deux jours ces douleurs ont disparu. Au spéculum le col est toujours tiraillé à gauche mais dans un très bon état : ni congestionné ni ulcéré. Un peu de catarrhe transparent. Tampon iodoformé.

Le 27. Toujours très bon état : mais encore cependant un peu de catarrhe.

OBSERVATION IV (PERSONNELLE)

P... Marie, femme R... âgée de 25 ans, couturière, entre le 19 mars 1888 à l'hôpital Tenon, service de M. Richelot, salle Richard Wallace, n° 12.

Cette malade, peu robuste durant son enfance, a cependant joui à ce moment-là d'une bonne santé habituelle.

Premières règles à 15 ans, jusqu'à 21 ans, c'est-à-dire jusqu'à son mariage ou sa première grossesse, chaque période menstruelle s'accompagne de nausées, de douleurs de reins, de coliques assez fortes quelquefois pour amener une perte de connaissance. Étant jeune fille, quelques pertes blanches, mais en très petite quantité.

A 21 ans, première grossesse ; accouchement à terme (juillet 1884) naturel, sans accidents : il dure 13 heures. Suites de couches très simples.

Après cette grossesse les règles ne sont plus douloureuses. Pas de pertes blanches. Excellente santé.

En juillet 1885, deuxième grossesse, pertes blanches à dater du 3ᵉ mois. Au 8ᵉ mois accouchement prématuré sans cause connue. La malade se relève assez vite malgré un « mal au sein » qui survient dans la période puerpérale.

Les pertes blanches, qui avaient débuté pendant la grossesse, continuent avec une égale abondance après l'accouchement.

Depuis deux mois, mal de ventre et de reins. Elle voit un médecin qui la cautérise : après chaque cautérisation quelques pertes sanguines.

Règles un peu retardées, non douloureuses.

Au toucher et à la palpation : corps de l'utérus petit et mobile. Culs-de-sac souples.

Au spéculum : gros col, ectropion, ulcérations très étendues sur les deux lèvres, paraissant se continuer dans la cavité. Catarrhe abondant. Cavité utérine 6 cent. 1/2.

Diagnostic : métrite du col. Indication : amputation anaplastique du col.

28 mars. Règles.

A dater du 31 mars, deux injections au sublimé par jour.

5 avril. *Opération.* — L'utérus descend facilement.

Dilatation extemporanée au divulseur de Sims : l'orifice se laisse facilement dilater mais revient sur lui-même. Peu de sang au cours des diverses incisions. Sutures au catgut : pour les passer essai de l'aiguille de Trélat, mais elle est trop faible et va encore moins bien que l'aiguille de Reverdin. Celle-ci est reprise : difficulté de passer les fils en raison du peu de dilatation du canal cervical. Trois points sur la lèvre antérieure qui se recroqueville très bien ; trois points sur la postérieure qui se recroqueville moins bien ; deux points à droite ; un point à gauche. L'opération, laborieuse à cause des sutures, dure un peu plus d'une heure.

Crayon d'iodoforme. Tampons iodoformés.

Le 11. Enlèvement des tampons. Ligne de suture bien nette : avec la pince on retire quelques catguts ramollis.

Cathétérisme très facile, non douloureux. Tampons iodoformés.

Les suites immédiates de l'opération ont été des plus simples : la malade n'a jamais souffert du ventre, mais très nerveuse et très émotive, elle a eu des cauchemars et des insomnies dans les deux nuits qui ont suivi l'opération.

Température : le jour de l'opération et le lendemain, 38°, 37°,8. Le surlendemain et les jours suivants, 37°,2.

Au huitième jour, 38°,2 ; le lendemain diarrhée. Malade très affectée. Aucune douleur dans le ventre.

Le 10ᵉ jour. Angine. Comme la malade est guérie de son utérus et qu'elle peut se soigner chez elle, elle est renvoyée dans sa famille le 17 avril.

M. Richelot a revu Marie P..., dans les derniers jours de septembre et plus récemment le 30 novembre ; elle était enchantée de son état ; n'avait plus de douleurs ni d'écoulements. La cicatrisation était parfaite.

OBSERVATION V (PERSONNELLE)

D..., Albine, âgée de 39 ans, entre le 14 février 1888 à l'hôpital Tenon, service de M. Richelot, salle Richard Wallace, n° 6.

(La malade est d'abord soignée pour une hydarthrose du genou droit. Ce n'est qu'au commencement de mai que M. Richelot s'occupe de son affection utérine.)

Premières règles à 16 ans, pas d'accidents à la puberté. Règles toujours régulières depuis lors.

Un enfant à 27 ans. Grossesse normale. Accouchement naturel, suites de couches très simples puisque la malade se lève dix jours après environ.

Il y a neuf ans (à 30 ans) la malade contracte la syphilis. Quelques mois avant les premiers accidents syphilitiques elle commence à perdre beaucoup en blanc.

Il y a cinq ans environ D..., consulte le Dr Gallard à l'Hôtel-Dieu : frictions sur le ventre à la pommade de jusquiame et d'iodure de potassium, traitement interne à l'iodure, aucune ou presque aucune amélioration par ce traitement.

État actuel. — Au toucher, col gros, induré, douloureux; orifice externe ouvert.

Au spéculum : col gros, saignant facilement ; écoulement muco-purulent abondant. Muqueuse utérine faisant ectropion ; large ulcération sur la lèvre postérieure, ulcération se continuant par la portion herniée de la muqueuse avec la cavité cervicale. Cavité : 8 centim. environ.

Indications : Amputation anaplastique du col et curage combinés.

Les 4, 5, 6 et 7 mai passage de laminaires iodoformées.

Le 10. Curage de la cavité utérine, écouvillonnage et glycérine créosotée ; amputation anaplastique du col.

L'utérus descend bien ; la cavité cervicale est bien dilatée, aussi l'opération se fait-elle facilement. Suture au catgut. L'opération (curage compris) ne dure pas plus de 45 à 50 minutes.

Suites de l'opération très simples : la température ne dépasse pas 37°. Le lendemain de l'opération, dans la soirée, léger météorisme abdominal très efficacement combattu par 30 gr. de sulfate de magnésie.

La malade sort le 28 mai ne souffrant plus et n'ayant plus de pertes.

Le 20 juin, elle revient non pas pour consulter, mais pour demander un bandage (genouillère). Elle ne souffre pas, mais elle a encore quelques très légères pertes. Au spéculum, on trouve un col bien reformé. Il existe cependant encore sur la lèvre postérieure une petite surface avivée de la dimension d'une lentille. Crayon et tampon iodoformé. Recommandation de revenir si elle souffre.

OBSERVATION VI (PERSONNELLE)

L..., Marie-Jeanne, 69 ans, journalière entre le 14 mai 1888 à l'hôpital Tenon, service de M. Richelot, salle Richard Wallace, n° 11.

Cette malade présente de la métrite du col avec allongement hypertrophique et du prolapsus de la paroi antérieure. Nous ne donnerons qu'un résumé de cette observation.

Premières règles à 17 ans 1/2 : ni accidents, ni douleurs.

Quatre accouchements à terme, 28 ans, 36 ans, 37 ans, 42 ans. Trois fausses couches dont une de six mois et une autre de cinq : la dernière à 43 ans.

Début du prolapsus à 37 ans, après le troisième accouchement normal. Port d'un pessaire.

Ménopause à 43 ans 1/2. Jamais de pertes blanches.

Examen local : à la vue on constate la présence d'une tumeur proéminant à la vulve, ayant la grosseur d'un œuf de poule, et présentant une surface lisse et rosée. Le toucher fait voir que cette tumeur, molle et réductible dans le vagin, est formée par le prolapsus de la paroi antérieure. En introduisant une sonde dans la vessie on sent qu'elle pénètre dans la tumeur prolabée.

Le col de la matrice est fortement abaissé, il est gros, entr'ouvert. Au spéculum on y trouve des ulcérations étendues sur les deux lèvres.

En saisissant le col avec une pince érigne on l'attire facilement à la vulve jusqu'au niveau de l'isthme : les parois du vagin suivent ce mouvement de descente en se retournant comme un doigt de gant. Pas de rectocèle.

25 mai. *Opération.* — 1° Amputation anaplastique très étendue du col ; 2° colporrhaphie ; 3° périnéorrhaphie.

20 juin. Col complètement supprimé (à fleur du vagin). Cicatrice parfaite.

OBSERVATION VII (PERSONNELLE)

M... Émélie, âgée de 31 ans, entre le 14 mai 1888 à l'hôpital Tenon, service de M. Richelot, salle Richard Vallace, n° 8.

Neuf grossesses.

Malade depuis cinq ans. A la suite d'une couche elle eut une perte de sang. Trois semaines après apparaissaient les pertes blanches qui depuis lors n'ont presque jamais cessé, mais sont devenues beaucoup plus fortes depuis deux mois.

Douleurs de reins, d'estomac, de tête. Il y a six mois entrée à Necker où elle séjourne quelques jours, parce que les douleurs de rein l'empêchaient de marcher.

Actuellement, au toucher, col entr'ouvert ; cul-de-sac souple. Au spéculum, col ulcéré sur les deux lèvres et dans la cavité, gros col entr'ouvert ; catarrhe glaireux abondant. A l'hystéromètre cavité 7 cent., cathétérisme facile, pas de rugosités au cathéter.

Indication : Amputation anaplastique du col.

Dilatation faite à la laminaire iodoformée.

28 mai. Opération de Schrœder ordinaire. Suture au catgut. Trois fils en avant, trois en arrière, deux de chaque côté. Pansement ordinaire.

Suites très simples : la température des sept premiers jours ne dépasse pas 37°,5.

4 juin. La malade se plaint de souffrir encore un peu dans le ventre et à la tête. Elle n'a plus de pertes. Deux points de suture de la lèvre antérieure n'ont point tenu ce qui a causé un défaut de cicatrisation.

Le 13. Catarrhe léger à l'examen. Pas de pertes blanches. Désunion de la lèvre antérieure. Tamponnement du vagin.

Le 20. Désunion absolument réunie sauf sur la surface interne de la lèvre antérieure où il existe encore une petite surface vive. Col bien reformé. Encore un peu de catarrhe. Crayon et tampons iodoformés.

Le 27. Réunion complète. Cathétérisme facile, cavité 5 cent. La malade ne souffre plus du ventre et demande à s'en aller.

OBSERVATION VIII (PERSONNELLE)

L... L..., âgée de 22 ans, entre à l'hôpital Tenon le 25 avril 1888, service de M. Richelot, salle Richard Wallace, n° 5.

Antécédents : Mère morte, très probablement phtisique. Dix frères ou sœurs morts la plupart en bas âge, mais un frère cependant mort à 22 ans poitrinaire.

La malade elle-même a toujours été souffrante durant son enfance : elle a eu une adénite cervicale dont on voit encore la cicatrice.

Premières règles à 13 ans, les règles apparaissent régulièrement et sans douleurs jusqu'à l'âge de 17 ans.

A 15 ans 1/2 pertes blanches qui depuis n'ont cessé de se montrer et d'augmenter.

A 17 ans à la suite d'une fatigue exagérée les règles devinrent douloureuses et depuis cette époque elles l'ont toujours été, tout en conservant une grande régularité dans leur apparition. En outre la malade dit que, même entre les périodes menstruelles, à chaque excès de fatigue apparaissaient de très fortes douleurs de rein qui empêchaient la marche et la station debout.

A 20 ans, défloraison. La malade n'a jamais souffert en urinant, n'a jamais fait d'excès de coït.

En janvier 1888, L... entre à la Charité pour des crampes et des douleurs dans les jambes. Examen au spéculum : il existait déjà à ce moment une ulcération du col ; le traitement se borne à quelques cautérisations au nitrate d'argent et à l'introduction dans le vagin de tampons iodoformés. Aucune amélioration : douleurs de plus en plus fortes ; pertes blanches de plus en plus abondantes.

Le jour de l'entrée à l'hôpital Tenon les douleurs sont intolérables : la malade se tient pliée en deux. Ne peut presque pas marcher, ne peut même pas rester longtemps debout.

État au 25 avril. Col de volume normal avec ulcération rosée autour de l'orifice. Catarrhe glaireux. Cathétérisme facile, mais douloureux, cavité 7 centimètres.

Dilatation avec la laminaire iodoformée. Cette dilatation est très douloureuse et fait avancer l'apparition des règles de quelques jours, ce qui occasionne un retard pour l'opération.

21 mai. Curettage. Écouvillonnage et badigeonnage de la cavité utérine à la glycérine créosotée.

Température des jours suivants : le 21, S. 38° ; le 22, M. 37°,5 ; le S. 38° ; le 23, M. 37°,7 ; S. 37°,7. Depuis lors toujours 37°.

Mais les douleurs n'ont pas cessé ; les pertes existent encore en moins grande quantité cependant.

7 juin. Amputation anaplastique du col. Opération ordinaire. Sutures au catgut, 3 points en arrière ; 3 points en avant ; 1 à droite ; 2 à gauche. Crayon et tampons iodoformés.

Le 20. Plus de douleurs, plus de catarrhe. Col complètement cicatrisé, mamelonné par des incisures dues à la pression des catguts. La malade sort.

L... L..., a été, depuis, revue plusieurs fois par M. Richelot, dans le courant du mois de septembre, et plus récemment dans les premiers jours de novembre. Elle se porte très bien, n'a plus ni douleurs ni pertes et peut sans fatigue rester debout et marcher. La cicatrisation est toujours parfaite, le col est très bien reformé.

Observation IX (personnelle)

M..., femme B..., âgée de 21 ans, couturière, entre le 2 juin 1888 à l'hôpital Tenon, service de M. Richelot, salle Richard Wallace, n° 21.

Pas d'antécédents.

Réglée à 16 ans : règles très abondantes et durant 6 à 8 jours. Mariée à 18 ans ; elle devient enceinte ; grossesse bonne, accouchement normal et délivrance complète.

La malade reprend son travail huit jours après son accouchement ; elle se plaint depuis cette époque d'une leucorrhée abondante. Les règles réapparaissent deux mois après la délivrance ; mais pendant un an et demi elles se prolongent quinze jours et sont suivies de pertes blanches.

Actuellement, ses règles sont régulières mais douloureuses. En outre la malade se plaint de pertes blanches, de pesanteur dans le bas-ventre et de douleurs dans les reins, véritablement insupportables, que le moindre mouvement exaspère et qui rendent quelquefois la marche impossible.

L'état général se ressent de ces souffrances : la force et l'appétit ont beaucoup diminué.

Au toucher, le col est gros, ni l'utérus ni les annexes ne sont douloureux à la pression.

Au spéculum : catarrhe assez abondant, col baveux, vaste ulcération des deux lèvres surtout de la lèvre antérieure.

5 et 6 juin, dilatation à la laminaire iodoformée.

Le 8. Amputation anaplastique du col, opération simple, sutures au catgut : 3 points en avant, 3 points en arrière, 2 à droite et un seul à gauche.

Suites de l'opération très simples ; la malade ne souffre pas et la température reste à 37°.

Le 16. Apparition des règles, elles devaient venir à ce moment-là, et leur apparition n'a pas été hâtée par l'opération.

Depuis l'opération, la malade n'a point perdu en blanc, elle n'a point souffert. Son examen est retardé à cause des règles.

Le 18. La malade veut absolument sortir de l'hôpital : elle a toujours ses règles.

Depuis lors, cette malade a été revue à diverses reprises par M. Richelot, en août et septembre notamment ; elle était bien portante, ne souffrait plus, n'avait que très peu de pertes blanches ; le col était sain, sans ulcérations, très bien reformé. Dans les premiers jours de novembre, son état était toujours excellent.

OBSERVATION X (PERSONNELLE)

F.... Es... Femme B..., âgée de 31 ans, entre le 12 juillet 1888, à l'hôpital Tenon, service de M. Richelot, salle Richard Wallace, n° 6.

La malade perd en rouge presque continuellement et très abondamment ; elle souffre beaucoup, surtout de douleurs violentes dans la région lombaire, les douleurs existent constamment mais deviennent beaucoup plus fortes au moment des pertes.

Au toucher : Gros col largement ouvert : culs-de-sac libres.

Au spéculum : Ulcérations granuleuses très étendues des deux lèvres, à l'hystéromètre : cavité 7 cent. 1/2.

Diagnostic : Métrite hémorrhagique et métrite du col.

Indications : Curettage et Schrœder.

20 juillet. L'opération est pratiquée après dilatation à la laminaire iodoformée, faite les jours précédents. Opération ordinaire et sutures au catgut.

Suites très simples : ni fièvre, ni douleurs, ni pertes de sang.

La malade sort le 11 août : la cicatrisation n'est pas complète mais en très bonne voie. Encore quelque peu de pertes et quelques très légères douleurs.

3 octobre. La malade revient à la consultation de gynéco-

logie. Depuis l'opération l'amélioration en ce qui concerne les douleurs et l'écoulement a toujours progressé. Au spéculum : col régulier avec quelques très légères stries dues à la pression des fils. Orifice transversal, mais bien limité sur les côtés. Très léger point non cicatrisé sur la lèvre antérieure. Pas d'écoulement. Cathétérisme facile : 5 cent.

Le 31. Va toujours bien, plus de pertes. Petite ulcération persistant encore sur la lèvre antérieure au niveau de la ligne de cicatrisation : cautérisation très légère à l'acide chromique.

7 novembre. Aujourd'hui la cicatrisation est parfaite. Toujours absence de pertes et de douleurs.

Observation XI

Due à l'obligeance de M. Richelot.

L...., Augustine, âgée de 40 ans, ménagère, entre le 19 juillet 1888 à l'Hôpital Tenon, service de M. Richelot, salle Richard Wallace, n° 22.

Réglée depuis l'âge de 16 ans, assez régulièrement, mais avec quelques douleurs. Accouchement à 18 ans, facile, suites normales.

Au moment de son entrée la malade dit être gênée depuis 3 ou 4 mois par une pesanteur dans le bas-ventre. Elle accuse une constipation opiniâtre : ne va à la selle qu'à force de lavements. Rien du côté de la vessie : miction facile.

Le 18 juillet la malade est venue se faire examiner au spéculum : à l'entrée du vagin, et en écartant du doigt les grandes lèvres, on aperçoit le col de l'utérus, col volumineux non ulcéré. Au palper le fond de l'utérus est senti un peu abaissé. Les culs-de-sac sont absolument libres. Léger degré de cystocèle.

Diagnostic : hypertrophie du segment vaginal et abaissement de l'utérus.

Opération le 21 juillet. — Amputation anaplastique du col et colporrhaphie. L'amputation anaplastique présente de grandes facilités et ne dure pas plus d'un quart d'heure.

Suites très simples : la température ne dépasse pas 37°,2. Pas de pertes de sang, pas de douleurs.

Quinze jours après cicatrisation du col parfaite.

OBSERVATION XII (PERSONNELLE)

M... âgée de 31 ans, entre le 26 juillet 1888 à l'hôpital Tenon, service de M. Richelot, salle Richard Wallace, n° 5.

(Cette malade vient à la consultation de gynécologie le 11 et le 18 juillet. M. Richelot lui conseille d'entrer pour quelques jours à l'hôpital pour y subir une opération. Ce n'est que le 25 Juillet à la troisième visite, et voyant que les crayons et tampons iodoformés n'amènent pas de soulagement, qu'elle se décide à rester.)

Malade depuis quatre ans, pertes blanches abondantes, souffre beaucoup au moment des règles. Douleurs presque continuelles et très vives dans le côté gauche.

Col gros, dur, avec ulcération de tout le pourtour de l'orifice et avec pointillé granuleux.

Cavité, 9 centim. Cathétérisme facile, ne détermine ni douleurs, ni écoulement de sang.

28 juillet. Amputation anaplastique du col et curage, opération ordinaire.

Suites très simples : ni douleurs ni fièvre.

La malade sort le 12 août ne souffrant plus, ne perdant plus, la cicatrisation n'est pas encore complète.

Le 27 août la malade revient du Vésinet ; très douillette elle se plaint de lassitude, de douleurs vagues, mais en somme elle n'a plus ni ses douleurs ni ses pertes d'avant l'opération. La cicatrisation du col étant complète M... est renvoyée le 3 septembre.

Le 3 octobre elle revient à la consultation ainsi qu'on le lui

Ch.   7 avait recommandé : très grande amélioration; plus de pertes, plus de douleurs. Cicatrisation toujours parfaite. Cavité, 5 cent. 1/2.

Le 17. Col régulier, culs-de-sac libres et souples, orifice du col modérément ouvert; toujours même absence de douleurs et de pertes.

Le 21 novembre. La malade revient et dit qu'elle a souffert pendant ses dernières règles. D'ailleurs ni perte ni douleurs entre les règles. Au toucher : col arrondi et régulier; au spéculum : cicatrisation parfaite.

OBSERVATION XIII

Recueillie et communiquée gracieusement par M. LAFOURCADE, interne.

V... L... Femme L..., âgée de 36 ans, couturière, entre le 10 août 1888, à l'hôpital Tenon, service de M. Reclus, suppléé par M. Chaput, salle Richard Wallace, n° 5.

Réglée à 12 ans. Menstruation, irrégulière au début, apparaissait tous les quinze jours jusqu'à l'âge de 18 ans. S'étant fait soigner elle a été dans la suite très bien réglée.

Mariée à 23 ans, la malade a eu cinq enfants, le premier à 24 ans et le dernier à 33 ans. Sur ces cinq enfants, le premier est venu par l'épaule, le second et le cinquième par le siège, le quatrième par la face, et le troisième par le sommet.

Après la seconde grossesse, la malade a accusé des douleurs dans le ventre et dans les reins. Elle a été soignée à l'Hôtel-Dieu par les injections chaudes, par des vésicatoires et des ventouses scarifiées; son ventre était ballonné, elle vomissait; elle a gardé le lit pendant 3 mois. Les douleurs qui avaient à peu près disparu ont reparu il y a quatre mois, avec pertes blanches et pertes de sang en dehors de ses règles. Elle se décide à rentrer à l'hôpital.

La malade a l'air d'avoir assez bonne santé : elle se plaint de douleurs abdominales et lombaires. Son appétit est bon ; elle est constipée.

Le col est à 1 centim. de la vulve. Il est petit, à orifice transversal et déchiqueté. Les lèvres sont peu allongées. Le cul-de-sac postérieur a 3 centim., ainsi que les culs-de-sac antérieur et latéraux. Le corps de l'utérus est volumineux, un peu mobile. En résumé au toucher, léger prolapsus.

Le toucher rectal permet de constater l'existence d'une tumeur de la grosseur d'une pomme située dans les annexes du côté gauche.

Le palper abdominal combiné avec le toucher montre que la tumeur va jusqu'à 3 centim. au-dessus de la symphyse du pubis.

Légère tendance à la rectocèle. Saillie de la paroi antérieure du vagin.

Au spéculum, col gros, ulcéré sur les deux lèvres, la lèvre antérieure étant plus atteinte. Muqueuse en ectropion. Hystéromètre, 4 centim. 1/2.

Diagnostic : Métrite du col et endométrite (si l'hystéromètre ne remonte que de 4 centim. 1/2, c'est qu'il est arrêté par une saillie anormale).

Indications : Amputation anaplastique et curettage.

Les 11 et 15 août, dilatation à la laminaire iodoformée.

17 août. Opération. Curage avec la grande curette tranchante. Injections chaudes. On bourre la cavité de petits tampons iodoformés. Amputation anaplastique du col : sutures au catgut, 3 fils sur la lèvre antérieure, 3 sur la lèvre postérieure et 2 sur chacune des incisions latérales.

Suites : Le jour même de l'opération et les jours suivants, pertes assez abondantes. Le 20 août, pansement et injection intra-utérine ; le 21, même pansement, ainsi que le 29 août et le 5 septembre. Les pertes continuent jusqu'au 6 septembre, mais les douleurs sont très diminuées.

A la sortie, on trouve que le col dont l'orifice est transversal présente encore un petit point non encore cicatrisé sur la lèvre antérieure et sur la lèvre postérieure.

La malade revient au spéculum le 19 septembre. Ses pertes et ses douleurs ont cessé. Au spéculum on constate que le point non cicatrisé persiste. Cavité, 6 centim. 1/2.

3 octobre. Plus de douleurs (à peine quelques légers picotements dans le côté gauche du bas-ventre lorsqu'elle est fatiguée). Cathétérisme très facile, 5 centim. 1/2. La cicatrisation n'est pas encore complète (point avivé sur la lèvre postérieure). Pas d'écoulement.

Le 14. Même état. Règles régulières.

2 décembre. Plus de pertes, ou insignifiantes quand elle a beaucoup fatigué; douleurs dans les reins ne se montrant que très légèrement après de grandes fatigues également Au toucher, orifice transversal, légèrement déchiqueté. La lèvre postérieure n'existe presque plus, la lèvre antérieure est très diminuée. Au spéculum, cicatrisation parfaite.

OBSERVATION XIV

Recueillie et communiquée par M. LAFOURCADE, interne.

L..., V..., âgée de 20 ans, entre dans les derniers jours du mois d'août 1838, à l'hôpital Tenon, service de M. Reclus, suppléé par M. Chaput, salle Richard Wallace, n° 2.

Réglée à 12 ans. Menstruation normale. Pas de douleurs.

Jamais malade jusqu'à sa grossesse dont le terme a eu lieu il y a un an 1/2. Après l'accouchement a gardé le lit pendant trois mois (douleurs dans le bas ventre, dans le côté gauche et dans les reins). Pertes blanches abondantes. Pas de pertes de sang. Retour de couches quatre mois après la délivrance.

A partir de ce moment la malade ressent des douleurs sourdes 3 ou 4 jours avant les règles. Ces douleurs diminuent dès que le sang fait son apparition. Depuis trois mois les règles reviennent tous les quinze jours. Alternatives de diarrhée et de constipation.

État actuel. — Pertes blanches. Quelques douleurs plus

accusées pendant la marche dans le bas-ventre, à gauche et surtout dans les reins.

Envies fréquentes d'uriner.

La palpation et la pression réveillent une douleur vive dans la fosse iliaque gauche. L'ovaire augmenté de volume glisse sous le doigt. Pas de tumeur des trompes ; à droite, douleur peu accusée, l'ovaire n'est pas appréciable de ce côté.

Par le toucher, on trouve un col gros, entr'ouvert, regardant en bas et en arrière. Les culs-de-sac sont libres, l'utérus mobile. Quelques petites granulations sur les deux lèvres.

Au spéculum on voit les lèvres du col largement ulcérées, recouvertes de granulations rougeâtres apparentes. La muqueuse est en ectropion. Du mucus glaireux et filant s'écoule par l'orifice du col.

Cavité : 8 cent.

Diagnostic : Endométrite et métrite du col.

Indications : Curage et opération de Schrœder.

Des laminaires iodoformées placées les 30 et 31 août et 1er septembre dilatent le col.

Le 3 septembre. Opération, curettage : injections chaudes dans la cavité utérine. Opération de Schrœder ; 3 points au catgut pour la lèvre antérieure, 3 pour la lèvre postérieure, 2 sur chacune des incisions latérales. On bourre la cavité utérine de petits tampons de Vuillet ; on bourre le vagin de tampons plus volumineux.

Suites : Les jours suivants on ne note rien d'anormal. Pas de douleurs dans le ventre ; pas de fièvre.

Pansement le 7 septembre : Aspect de la plaie du col normal. Crayon d'iodoforme.

Même pansement le 9.

Le 12. Examen au spéculum, les lèvres ont bon aspect mais la cicatrisation n'est pas terminée. Pertes blanches et douleurs diminuées.

Sortie le 17. Il reste encore une très légère surface qui n'est pas cicatrisée (on conseille des injections au sublimé).

OBSERVATION XV

Recueillie et communiquée par M. LAFOURCADE, interne.

L.., M.., âgée de 30 ans, domestique, entre le 23 août 1888, à l'hôpital Tenon, service de M. Chaput, salle Richard Wallace.

Réglée à 13 ans. Les règles venaient tous les mois, mais elles ne duraient qu'une demi-journée et étaient fort douloureuses.

A 16 ans, rhumatisme articulaire aigu; la malade est obligée de garder le lit pendant six semaines. A dix huit ans anthrax à l'épaule.

Mariée à 22 ans. Un premier enfant lui naît à 23 ans ; application de forceps. A partir de ce moment, les douleurs ont apparu dans le ventre. Second enfant, à terme, à 25 ans.

Il y a deux ans métrite aiguë soignée à l'Hôtel-Dieu par des tampons et des cautérisations.

Depuis son premier enfant, la malade n'a cessé de souffrir surtout au moment de ses règles. Pertes blanches assez abondantes.

Il y a quatre mois, les douleurs du bas-ventre et surtout du côté gauche sont devenues très violentes. Au moment des règles, douleurs dans les reins et les jambes. Depuis lors les pertes blanches sont plus abondantes. Les règles avancent; elles sont très douloureuses et durent deux jours.

Au palper abdominal, on constate une douleur ovarienne très nette à la pression de la région iliaque gauche et l'existence d'une tuméfaction allongée, donnant la sensation d'une corde, oblique en bas et en dedans.

Le toucher vaginal révèle un col gros, bosselé, à orifice transversal large et irrégulier. Déchirure à droite.

En combinant le palper au toucher on sent dans le cul-de-sac postérieur, une masse petite et qui roule sous le doigt.

Le toucher rectal permet de reconnaître plus nettement les

caractères de cette tuméfaction, toujours douloureuse, du volume d'une noix et séparée de la face postérieure de l'utérus par un sillon vertical très net. Le toucher rectal associé au palper abdominal permet de renvoyer cette masse d'une main à l'autre ; elle paraît avoir une consistance liquide.

Au spéculum on trouve un col dont les caractères répondent aux renseignements qu'a donnés le toucher. Il existe une petite ulcération comme une pièce de 50 centimes sur la lèvre antérieure. A l'hystéromètre, cavité utérine, 6 centim.

On peut se demander si l'ulcération et la déchirure n'entrent pas pour une grande part dans les phénomènes douloureux accusés par la malade, et on décide de tenter, avant une intervention plus radicale, une simple amputation anaplastique du col.

Le 5 septembre. Amputation anaplastique par M. Lafourcade, sutures au catgut. 3 points sur chacune des deux lèvres, et deux points sur chaque incision latérale.

Suites : Le soir de l'opération 37°,8. Le lendemain matin 36°,1 et le soir du 6 septembre la température monte à 38°,2. Craignant une infection quelconque une injection intra-utérine au sublimé est faite le soir même. Le 7 au matin, température 37°,2, mais la malade accuse des douleurs très vives au niveau de l'articulation tibio-tarsienne et de l'articulation du genou. Les sueurs ont l'odeur caractéristique de celles du rhumatisme. Pâleur extrême des téguments. Bref, apparition de rhumatisme articulaire aigu, sous l'influence de l'intervention pratiquée sur un terrain rhumatisant. Ce rhumatisme évolua d'ailleurs assez timidement : les poignets et les coudes furent pris, mais la température n'atteignit jamais 39°.

Le rhumatisme n'eut aucune influence fâcheuse sur les suites de l'opération de Schrœder. Le 8° jour, les tampons furent enlevés. Injections au sublimé tous les jours. Tampons d'iodoforme dans l'intervalle des injections.

A partir du 19 septembre, la température est sensiblement normale ; les douleurs ont presque disparu, et la malade peut sortir le 30 septembre.

Du côté de l'utérus, les pertes ont complètement disparu. La douleur ovarienne à la pression persiste, mais est sensiblement diminuée. Les règles qui sont revenues ne sont pas douloureuses. En résumé, grande amélioration.

Localement la cicatrisation est achevée à la sortie de la malade.

OBSERVATION XVI
Recueillie et communiquée par M. LAFOUCARDE, interne.

B... B..., âgée de 20 ans, couturière, entre le 5 septembre 1888 à l'hôpital Tenon, service de M. Reclus, suppléé par M. Chaput, salle Richard Wallace, n° 24 bis.

Réglée à 13 ans. Menstruation régulière et non douloureuse. Pas de maladie dans ses antécédents.

En janvier 1887 la malade a eu un enfant. Elle était alors âgée de 18 ans. Depuis cette époque douleurs dans le bas-ventre et dans les reins, sans troubles de la menstruation. Pas la moindre perte de sang en dehors des règles. Pas de pertes blanches.

La malade a eu son retour de couches six semaines après sa délivrance. A ce moment ont apparu des douleurs très vives analogues à celles de l'accouchement. Ces douleurs durent huit jours. Trois mois après ces douleurs réapparaissent et ont une durée de deux jours. Elles reviennent de nouveau plusieurs fois et notamment au commencement du mois de juin dernier et du mois de septembre.

La malade fait remarquer que ces accès douloureux ont toujours commencé immédiatement après les règles. Les dernières douleurs ayant été beaucoup plus vives que les précédentes, la malade entre à l'hôpital le 5 septembre.

On constate dans les régions iliaques, dont la pression est douloureuse, l'existence d'une tuméfaction peu nette, glissant sous les doigts et allongée au bas et en dedans. Cette tuméfaction est plus accusée du côté gauche que du côté droit.

Au toucher on constate que le col dont l'orifice déchiqueté est transversal, est dirigé en bas et en arrière. On sent quelques petites granulations sur les lèvres du museau de tanche. L'utérus est mobile, en légère antéflexion.

Le spéculum fait entrevoir un col ulcéré sur ses deux lèvres, les ulcérations ont une surface de deux ou trois centimètres environ.

A l'hystéromètre ; cavité : 6 cent.

Diagnostic. Métrite du col.

Indication. Amputation anaplastique du col.

Laminaires iodoformées les 11, 12, et 13 septembre.

15 septembre. Opération faite par M. Lafourcade. Les muqueuses cervicale et vaginale sont affrontées par 3 sutures au catgut sur la lèvre antérieure, et par trois autres sur la lèvre postérieure. Deux sutures au catgut de chaque côté ramènent en contact les lèvres des incisions latérales libératrices.

Suites : extrêmement simples. Pas de douleurs dans le ventre. Pas de réaction fébrile.

Huit jours après le schrœder, ablation des tampons et injections au sublimé deux fois par jour.

L'examen au spéculum fait le 23 septembre, montre que la cicatrisation est à peu près complète, sauf en un point de la lèvre antérieure.

Sortie le 1er octobre. La malade ne souffre pas.

Le 3 octobre, la malade a été revue ; la douleur qui existait avant l'opération ne s'était pas encore montrée depuis. Le point qui reste à cicatriser est tout petit.

OBSERVATION XVII

Recueillie et communiquée par M. LAFOURCADE, interne.

L..., demoiselle V... âgée de 31 ans, entre le 6 septembre 1883 à l'hôpital Tenon, service de M. Reclus, suppléé par M. Chaput, salle Richard Wallace, n° 24.

N'ayant jamais eu de maladie ni dans l'enfance, ni dans l'adolescence. La malade a été réglée à 16 ans et demi, et avait à ce moment des pertes blanches légères.

Mariée à 19 ans, elle a eu un premier enfant à terme 15 mois après, et un second enfant à l'âge de 22 ans. Deux années plus tard elle fit une fausse couche de cinq mois.

En septembre 1881, nouvel accouchement.

En résumé, trois accouchements à terme et une fausse couche.

La malade perdait toujours en blanc; depuis son dernier accouchement les pertes avaient augmenté et les règles survenaient tous les 15 jours. Elle éprouvait des douleurs dans le bas-ventre et dans les reins, surtout accusées au moment des règles.

En 1886, au mois de mai, elle est soignée dans le service du D' Gallard à l'Hôtel-Dieu, pour une métrite (cautérisation au fer rouge). Presque pas d'amélioration.

Continuant à perdre et à souffrir, la malade venait se faire soigner à Tenon dans un service de médecine tous les quinze jours (tampons et cautérisation. Ce traitement durant depuis un an et ne s'accompagnant d'aucune amélioration bien sensible, la malade vient en chirurgie le 5 septembre 1888.

Pertes blanches très abondantes à la rentrée. Douleurs fort vives dans le ventre et les reins.

La pression abdominale est douloureuse dans les fosses iliaques droite et gauche.

Par le toucher on sent un col gros, volumineux, à orifice transversal, entr'ouvert et déchiqueté sans déchirure appréciable. Pas de déviation utérine notable. Culs-de-sac normaux.

Au spéculum : le col occupe toute la lumière du spéculum, il est large et très congestionné. Ulcération de la surface d'une pièce de un franc sur chaque lèvre. Quelques petites végétations papillaires. Mucus épais et visqueux s'écoulant par l'orifice.

L'hystéromètre est facilement introduit, avec cependant quelques douleurs. Cavité, 7 cent. 1/2.

Diagnostic. Endométrite et métrite du col.

Indications. Curage et opération de Schrœder.

Laminaires iodoformées les 14, 15 et 16 septembre.

Le 18 septembre opération par M. Lafourcade, Curettage de la cavité utérine à la curette tranchante : il ramène des fongosités abondantes. Lavages intra-utérins très chauds à l'eau phéniquée et au sublimé à 1/1000. Amputation anaplastique : cinq fils sur chaque lèvre; trois fils sur chacune des incisions latérales. Seize fils durent être placés sur ce col pour que l'affrontement des muqueuses cervicale et vaginale fut possible, à cause de la très large surface d'avivement venant des très grandes dimensions de l'ulcération et du volume du col. La malade perdit une assez grande quantité de sang pendant l'opération.

Suites : Les jours suivants rien d'anormal. La malade ne souffre plus, ne perd plus en blanc. Le 8ᵉ jour les tampons d'iodoforme sont enlevés. Injections vaginales au sublimé deux fois par jour.

L'examen fait au 12ᵉ jour montre que les fils de catgut ont disparu, mais qu'ils ont sectionné le pourtour de l'orifice cervical qui apparaît très bourgeonnant. La réunion par seconde intention marche lentement, mais il est très remarquable de voir que, même pendant le travail de cicatrisation, la malade ne souffre, ni ne perd.

Sortie le 10 octobre.

Cette malade revient au spéculum de temps en temps.

17 octobre. Au toucher col souple mais bosselé, au spéculum la cicatrisation n'est pas encore complète, orifice irrégulier : incisures dues au catgut, profondes et nombreuses. La malade est très satisfaite de son état. Elle déclare ne s'être jamais aussi bien portée que depuis qu'elle a été opérée.

11 novembre. Réglée le 23 octobre dernier sans douleurs. Pas de pertes blanches. Quelques très légères douleurs dont la malade ne songe même pas à se plaindre. Cicatrisation com-

plète. Stries profondes sur le col. Orifice irrégulier. Cathétérisme très facile. 6 centimètres.

2 décembre. Depuis l'opération plus de douleurs ni dans le ventre, ni dans les reins, ni dans le côté gauche, douleurs qui avant l'opération étaient fort vives. Plus de pertes, alors qu'avant l'opération elles étaient très abondantes. Règles survenues 3 fois depuis l'opération sans douleurs. Cicatrisation complète. Col restauré.

OBSERVATION XVIII

Recueillie la première partie par M. LAFOURCADE, la deuxième par M. MARQUÉZY.

L..., Émélie, âgée de 47 ans, ménagère, entre le 30 août 1888 à l'hôpital Tenon, salle Richard Wallace, n° 10, service de M. Reclus, suppléé par M. Chaput.

Réglée pour la première fois à 11 ans; depuis lors menstruation assez régulière. Quatre enfants à terme. Quatre fausses couches.

La malade ressent des douleurs dans le bas-ventre et dans les reins; ces douleurs ont débuté il y a 12 ans. A cette époque L..., souffrait beaucoup huit jours avant et pendant les règles. Depuis cinq mois la malade souffre beaucoup plus : les douleurs lombaires sont continuelles.

Il y a cinq mois également la malade a commencé à avoir des pertes de sang presque continuelles et très abondantes; elle vit alors un médecin qui diagnostiqua une métrite et lui plaça des tampons de glycérine dans le vagin.

Actuellement la malade souffre vivement dans la région hypogastrique et la région lombaire, presque continuellement surtout dans la station debout.

· Pertes de sang continuelles ne cessant que par intervalles de 2 à 3 jours.

Le palper abdominal est très douloureux au-dessus du pubis et dans la fosse iliaque gauche où semble exister une sorte de cordon glissant sous le doigt. On sent le fond de l'utérus remonter à 3 ou 4 travers de doigt au-dessus de la symphyse.

Toucher vaginal : col très volumineux entr'ouvert (ulcération très étendue sur les lèvres antérieure et postérieure).

Spéculum : col volumineux, très congestionné ; l'hystéromètre pénètre de 7 centim. dans la cavité.

Opération le 17 septembre par M. Lafourcade. Après dilatation à la laminaire iodoformée pendant 3 jours. Curettage et amputation anaplastique du col. Le curettage n'est fait que très incomplètement avec une curette de Volkmann, trop petite pour arriver au fond de l'utérus (la curette de Sims n'était pas dans le service). L'amputation anaplastique se fait facilement mais il est nécessaire d'enlever une très grande partie de la lèvre postérieure à cause de la grande étendue de l'ulcération à ce niveau. Sutures au catgut. Tampon et crayon iodoformé.

22 septembre. La malade ne souffre plus, n'a jamais perdu de sang depuis l'opération. On enlève les tampons : injections au sublimé. Les lèvres du col vues au spéculum, paraissent complètement cicatrisées. Quelques douleurs dans la miction depuis l'opération.

Le 30. La malade se lève ; elle souffre encore un peu dans les reins. Elle sort de l'hôpital le 7 octobre, présentant encore une ulcération de la dimension d'une pièce de 20 centimes sur la lèvre antérieure.

Curettage nouveau. — La malade qui était sortie souffrant encore un peu des reins, de l'aine et du bas-ventre, avait également à son départ un léger suintement de sang. Depuis lors, les douleurs ont plutôt diminué et sont aujourd'hui très peu de chose ; l'écoulement sanguin au contraire a reparu. Pertes de sang presque continuelles depuis la sortie ; vers le 14 octobre, le suintement abondant a fait place pendant 3 jours à des pertes de caillots sanglants.

Au palper abdominal (fin octobre), on sent l'utérus ; remontant encore à 3 travers de doigt au-dessus du pubis.

Le toucher n'est pas douloureux ; on sent une fente transversale tout au fond du vagin et une sorte de bride dépendant du vagin au niveau de son union avec ce qui reste de la lèvre postérieure.

Spéculum : très légère ulcération sur la lèvre antérieure; hystéromètre, 8 cent.

2 novembre. Curettage par M. Reclus, suivant son procédé ordinaire.

Le 10. La malade a perdu du sang constamment depuis le curettage nouveau : ces pertes étaient très peu abondantes (suintement) et n'étaient point douloureuses.

Le 15. Les pertes de sang sont entièrement terminées depuis le 10. Actuellement, pas de douleurs. Pertes blanches peu abondantes.

OBSERVATION XIX

Recueillie et communiquée par M. MARQUÉZY, interne.

Hap..., âgée de 30 ans, entre le 3 octobre 1888 à l'hôpital Tenon, service de M. Reclus, salle Boyer, n° 3.

Réglée depuis l'âge de 17 ans. Toujours assez régulièrement.

Deux enfants : l'un de 7 ans, l'autre de 4, une fausse couche en 1886.

Depuis six semaines la malade souffre beaucoup du ventre; douleurs non pas constantes, mais intermittentes, survenant surtout lorsque la malade est fatiguée ou qu'elle est restée longtemps debout. Douleurs dans les reins et dans le bas-ventre.

En même temps que les douleurs ont apparu la malade a eu une perte de sang très abondante. Depuis ce moment elle perd le sang presque sans discontinuer.

Douleurs en allant à la garde-robe, constipation habituelle. Miction fréquente et douloureuse par intervalles.

Au toucher : Culs-de-sac libres, cul-de-sac antérieur très douloureux, col très volumineux, surface irrégulière, orifice largement entr'ouvert.

Au spéculum : Col énorme, ulcération sur la lèvre antérieure de la dimension d'une pièce de 1 fr., ulcération moins étendue sur la lèvre postérieure. La surface du col est semée de granulations.

A l'hystéromètre, cavité, 7 cent.

Dilatation à la laminaire iodoformée les 6, 7 et 8 octobre. Le 9. Opération faite par M. Lafourcade. *Curettage* de l'utérus. On ramène du tissu fongueux en assez faible quantité. Injections d'eau phéniquée à 1/20°. Écouvillonnage et badigeonnage avec la glycérine créosotée. *Amputation anaplastique du col* : hémorrhagie assez considérable pendant l'opération, sutures au catgut : quatre fils sur la lèvre antérieure, quatre sur la lèvre postérieure, deux sur chacune des deux incisions latérales.

Sur la lèvre postérieure du col on rencontre à environ 1 centim. de l'orifice utérin, c'est-à-dire dans le cul-de-sac postérieur un pertuis par lequel on peut introduire un stylet. Cette exploration conduit en contournant le rectum, sur le sacrum dénudé, grattage du trajet fistuleux et crayon iodoformé.

Tampons enduits de pommade Reclus dans le vagin.

(L'exploration des annexes sous le chloroforme est négative.)

18 octobre. La malade n'a jamais eu au-dessus de 37°,5 ; on enlève les tampons. Au fond du vagin on aperçoit les fils de catgut prêts à tomber ; les sutures semblent réunies. Pas de douleurs, pas de pertes (injection quotidienne au sublimé et tampons de pommade).

Le 27. La malade perd presque continuellement un peu de sang, mais en beaucoup moins grande quantité qu'avant l'opération. Douleurs au niveau du sacrum, pas de douleurs dans le ventre, ni dans les reins. Ulcération persistant sur la lèvre antérieure. Cavité, 6 centim. Crayon iodoformé.

1er novembre. La malade sort de l'hôpital présentant encore une légère ulcération de la lèvre antérieure.

En résumé : les douleurs dans les reins et le bas-ventre ont disparu ; un léger suintement de sang persiste depuis l'opération.

Le 14. Règles survenues dans le commencement du mois ont duré quatre jours, pas de douleurs ; cavité, 5 centim., cicatrisation du col parfaite.

OBSERVATION XX

Recueillie et communiquée par M. MARQUÉZY, interne.

F.... Marie, âgée de 43 ans, entre le 3 novembre 1888 à l'hôpital Tenon, service de M. Reclus, salle Richard Wallace, n° 18.

Réglée à 16 ans pour la première fois ; toujours régulièrement depuis lors. Un enfant de 19 ans, un autre de 18 mois. Pas de fausse couche.

Cette femme accuse des douleurs vulvaires (démangeaisons) et des douleurs légères dans la région hypogastrique, datant des derniers mois de sa grossesse la plus récente, elle croit d'après l'affirmation d'un médecin avoir un cancer à la matrice et demande à ce qu'on le lui enlève.

Pas de pertes de sang, pertes blanches assez abondantes dans l'intervalle des règles.

Le palper abdominal n'est pas douloureux : on sent le fond de l'utérus remontant à 2 centimètres environ au-dessus du pubis.

Par le toucher : les culs-de-sac paraissent libres, l'utérus mobile. Col très volumineux, orifice entr'ouvert.

Au spéculum : col volumineux, congestionné ; vastes ulcérations de la lèvre antérieure et de la lèvre postérieure de la dimension d'une pièce de 1 fr.

A l'hystéromètre : cavité, 7 centimètres.

Le 5 novembre, passage d'une laminaire.

Le 6. Opération (curettage et Schrœder) faite par M. Reclus. Curettage, lavage et cautérisation à la glycérine créosotée par le procédé habituel. Schrœder : l'utérus descend très facilement ; incision des commissures droite et gauche du col. La lèvre antérieure est d'abord excisée en creusant puis suturée par 4 fils de catgut; la lèvre postérieure est ensuite excisée puis suturée de même par 4 fils; un seul catgut seulement est placé sur chacune des commissures. Tampons de pommade dans le vagin.

Le 15. Les premiers tampons sont enlevés, injections.

Le 19. La cicatrisation est presque complète sauf une petite surface de la dimension d'une lentille au niveau de la lèvre antérieure.

Le 25. La malade sort; la cicatrisation est complète, les douleurs, qui d'ailleurs étaient très peu intenses à l'entrée à l'hôpital, ont disparu.

CONCLUSIONS

I. — Dans les cas rebelles de métrite chronique du col, alors que la muqueuse cervicale a subi des altérations profondes et notamment une hypertrophie de ses glandes et une dégénérescence kystique de leurs culs-de-sac, alors que le parenchyme utérin participe lui-même à la lésion, il est nécessaire de recourir à l'excision de la muqueuse et d'une partie des tissus sous-jacents.

II. — Le meilleur procédé d'excision est l'opération de Schrœder. Cette opération qui consiste dans l'évidement de la partie interne de chaque lèvre, dans la substitution à la muqueuse cervicale altérée de la muqueuse vaginale saine et dans la formation d'un nouveau col, mérite le nom d'amputation anaplastique du col.

III. — L'opération de Schrœder ou amputation anaplastique du col se pratique en sept temps :

1° Abaissement et fixation du col ;
2° Libération de la cavité cervicale par discission bilatérale des lèvres ;
3° Évidement de la lèvre antérieure ;
4° Affrontement et sutures de la lèvre antérieure ;
5° Évidement de la lèvre postérieure ;

6° Affrontement et sutures de la lèvre postérieure;
7° Sutures des incisions bilatérales.

IV.—On doit dans cette opération se conformer très rigoureusement aux règles de l'antisepsie.

V. — Lorsqu'il y a en même temps endométrite et métrite du col, il faut pratiquer dans la même séance le curettage de la cavité utérine d'abord, l'amputation anaplastique ensuite.

VI. — Les lésions inflammatoires du petit bassin sont une contre-indication à l'opération.

VII. — L'amputation anaplastique du col amène la disparition des symptômes de la métrite cervicale, notamment des douleurs vives et des pertes abondantes.

VIII. — Elle est supérieure aux procédés qui peuvent lui être comparés : les caustiques liquides sont dangereux; la médication ignée appliquée aux mêmes indications est insuffisante ou dangereuse; le grattage de la muqueuse cervicale est inefficace; l'opération d'Emmet n'est pas applicable aux cas où, concurremment avec la déchirure, il existe une altération profonde de la muqueuse.

INDEX BIBLIOGRAPHIQUE

Ahlfeld. — Indicat. et procédés de dilat. utérine. *Berlin klin. Wochens.*, 30 juin, 1883.

Bouilly. — Pathologie externe (2ᵉ édition). *Sem. médic.*, 5 sept. 1888.

Chéron. — Évolut. morbide de la muq. cervicale. *Rev. méd. chir. des mal. des femmes*, ann. 1887 et 1888.

Charles Cawroll Lee. — *New York med. Journ. obst.*, sept. 1881.

Churchill et Leblond. — *Traité pratique des maladies des femmes.*

Clozier. — *Stérilité et métrite du col.* Th., Paris, 1881.

Cornil. — *Journ. des connaiss. méd.*, année 1888. *Leçons sur l'anat. path. des métrites*, recueillies par M. Lafitte.

Courty. — *Traité des maladies de l'utérus.*

Doléris. — Dilat. utérine. *Nouv. archiv. d'obst. et de gynéc.*, 1887.

Emmet. — *Pratique des mal. des femmes*, trad. par le Dʳ Ollivier.

Fischel (G.). — Struct. et signif. pathol. des ulcérat. du col. *Archiv., für Gynäkol.*, 1879, et *Ann. de gynécol.*, 1881. *Érosion et ectropion. Centralb für gynäkology*, n° 18, 1880.

Follin et Duplay. — *Traité de path. externe*, t. VII.

Fritsch. — *Maladies des femmes.*

Galabin. — Prépar. microg. de lèvre ulcérée. *London obst. Trans.* 1878-1880.

Gallard. — *Leçons cliniques sur les mal. des femmes*, 1883, pathol. et séméiol. des ulcérat. du col. *Gaz. des hôpit.*, 1887.

Gaillard Thomas. — *Traité clin. des mal. des femmes*, trad. par le Dʳ Lutaud.

Gonzalez. — *Indicat. et contre-indicat. de l'ignipunct. du col.*, Th., Paris, 1884.

Hadra. — Tract. de l'utérus. *Amer. journ. obst.*, n° 4, oct. 1885.

Hallé. — *Gazette des hôpitaux*, 11 février 1888.

Hart et Barbour. — *Manuel de gynécologie*, trad. par le D' Crouzat.

Hégar et Kaltenbach. — *Gynécol. opératoire.* Trad. par le D' Bar.

Hofmeier. — Suites et traitement du catarrhe du col. *Zeitschrift für Geburtshülfe und Gynäkol.* Band IV, p. 331, 1879.

Laroyenne. — *Sem. méd.,* 14 juillet 1886.

Laroyenne et Truchot. — *Ann. de gynécol.,* 1883.

Landau. — Moyens de dilat. du col. *Sammlung Klinisch Vorträge,* nº 187, 1880.

Leblond. — *Ann. de gynéc.,* 1881.

Martin. — *Pathologie et thérapeutique gynécolog.* Leipzig, 1887.

Morton (D.). — *Cas singulier d'hypertrophie du col après lacérat. amputation.*

Müller (G.-J.). — *Amputation du col de l'utérus. Zeitschrift für Geburtshülfe und Gynäkologie.* Band XI, heft. 1.

Munde (P.). — Poisoning by chromic acide to cervix uteri. *Am. J. obst.,* N. Y., 1881, XIV, 121.

— Hégar's, Schrœder's and Martin's opérations for ectropium hyperplasia and catarrh of the cervix uteri. *Am. J. obst.,* N.-Y., 1886, p. 1243.

Naudin. — *Ulcérat. du col.* Th., Paris, 1885.

Poulet et Bousquet. — *Patholog. externe.*

Richardson. — Relat. d'un cas d'atrésie complète du col avec rét. des règles produit par l'acide nitrique. *Tr. Georgia med. ass.,* 1882.

Richelot père. — Caustique Filhos. *Union médicale,* ann. 1883.

Rojecki. — Th. de Paris, 1888, nº 203.

Ruge. — *Centralb. für Gynäk.* 1880, nº 21. *Zeitschr. für Geb. und Gyn.* Bd 542.

Schroeder (G.). — *Mal. des femmes.* Trad. par E. Lauwers et Hertoche. *Chariteannalen,* 1883, p. 343.

— Déchir. du col et catarrh. cervic. *Berlin. klin. Wochens.* nº 32, 1879.

— Excision de la muqueuse. *Zeitschr. f. Gyn. und Geb.* Bd. 111, 418.

— Dilatat. du col. *Centralb. f. Gyn.,* 1879, nº 26.

— Rapports de déchir. lat. et de la mét. cerv. et de la nécessité d'opération d'Emmet. *Am. J. obst.,* N.-Y. 1882.

Schwartz (E.). — *Dict. de Jaccoud,* art. Utérus.

Schwarz (de Halle). — *Cent. f. Gyn.*, n° 29, 1885, trad. in *Ann. gynécol.*, nov. 1885.

Sinéty (de). — *Traité de gynécol.* — *Dict. Dechambre.* — *Société biol.*, 3 juill. 1880.

Siredey et Danlos. — *Art. Métrite. Dict. Jaccoud.*

IMPRIMERIE LEMALE ET Cie, HAVRE

9 782016 174081